Nursing Canvas Book 9

対象を理解して学ぶ

領域別コミュニケーション

- 急性期看護
- 慢性期看護
- 老年看護学
- 小児看護学
- 母性看護学
- 精神看護学
- 在宅看護論

編集 Nursing Canvas編集室

Gakken

Nursing Canvas Book 9

対象を理解して学ぶ 領域別コミュニケーション

Contents

急性期看護

Part1
ICUの患者さんを理解しよう …………………… 6
- ICU？ CCU？ HCU？ ……………………… 7
- 集中治療のはじまり ………………………… 7
- ICUってどんなところ ……………………… 8
- ICUの患者さんはどんな状態？ …………… 10
- 患者さんの家族はどんな状態？ …………… 14

Part2
ICUの患者さん・家族とのコミュニケーション …………………………… 16
- 気管挿管をしていて発声ができない患者さん ……… 17
- 失語症によりうまく言葉が出てこない患者さん …… 19
- 意識障害のある患者さん …………………… 22
- 面会に来た家族とのコミュニケーション ………… 25

慢性期看護

Part1
慢性疾患をもつ患者さんってどんな患者さん？ ………………………… 30
- 慢性疾患って？ ……………………………… 31
- 慢性疾患の特徴は？ ………………………… 32
- 慢性疾患は患者さんにどんな影響を与える？ …… 34
- 慢性疾患看護に必要な視点って？ ………… 36

Part2
慢性疾患をもつ患者さんとどうコミュニケーションをとる？ …………… 38
- 腎機能が低下し透析予防のため外来で指導を受けることになった糖尿病の患者さん ……… 40
- 関節リウマチの治療で入院した患者さん ………… 44
- 喉頭がんの再発で入院し初めて放射線療法を受ける患者さん ……………………………… 46

老年看護学

Part1
高齢者について理解しよう！ ……………… 50
- 老化って？ …………………………………… 51
- 「高齢者」って？ …………………………… 51
- 高齢者は，社会の中でどんな存在？ ……… 51
- 歳を取るってどんなこと？ ………………… 53
- 高齢者の疾患・症状の特徴は？ …………… 55
- 「老い」にどうやって適応していくの？ …… 56
- 高齢者とどうコミュニケーションをとる？ …… 57

Part2
実践！ 高齢者とのコミュニケーション ……… 58
- 好印象を与える身だしなみ＋言葉遣い ………… 60
- 存在をアピールする ………………………… 62
- 会話・関係づくり …………………………… 63
- 知っておきたい コミュニケーションのヒント ……… 64

Part3
どうする？ 認知症の高齢者とのコミュニケーション …………………………… 66
- 認知症の高齢者を理解するためのポイント …… 67
- こんなときどうする？ コミュニケーションで困る場面 ………………… 70
- 知っておきたい「ユマニチュード®技法」 ………… 74

小児看護学

Part1
小児看護の対象について理解しよう！ ……… 76
　子どもをとりまく社会：統計でみる「少子化」……… 77
　小児の発達段階を理解しよう ……………… 78
　疾患・治療・入院が小児に与える影響を理解しよう 80
　病気のこどもや，家族が抱えるストレスを理解しよう 82
　子どもが抱えている苦痛をアセスメントしよう ……… 84
　知っておこう！　小児の権利擁護 ……………… 85

Part2
状況別・子どもとのコミュニケーション ……… 86
　痛みを訴える子ども ……………………… 87
　激しく泣いている子ども ………………… 88
　ベッド上安静が守れない子ども ………… 89
　免疫機能が低下している子ども ………… 90
　ケアを拒否する子ども …………………… 91
　こんな場合はどうする？　内服を嫌がる子ども／
　子どもに拒否されて不安を訴える親 …… 92
　知っておこう！　障害があり言葉で表現できない
　子どもとのかかわりかた ………………… 93

母性看護学

妊産婦をとりまく状況を知ろう！ ……………… 96
　出産年齢の上昇，ハイリスクな妊産婦の増加／
　分娩場所／妊産婦死亡率 ………………… 96
　合計特殊出生率／高度生殖医療／産後うつ病 … 97

妊産婦の状況・思いとかかわり方を知ろう！ … 98
　初産婦と経産婦はどうちがう？ ………… 98
　分娩期はどんな思い？ …………………… 98
　産褥期はどんな思い？ …………………… 100

どうする？　臨地実習のこんな場面 ……… 104
　経産婦で「指導することが何もない」 … 104
　わからないことを聞かれた ……………… 105

精神看護学

Part1
精神疾患の患者さんについて理解しよう！ …… 110
　精神疾患の患者さんは，
　社会のなかでどんな存在？ ……………… 111
　精神疾患ってどんな病気？ ……………… 113
　精神疾患ってどんな治療をするの？ …… 115
　精神疾患の患者さんとの
　コミュニケーションの基本は？ ………… 118

Part2
実践！　精神疾患の患者さんとの
コミュニケーション ………………………… 119
　意欲がわかない患者さん ………………… 120
　不安が強い患者さん ……………………… 122
　拒否が強い患者さん ……………………… 124
　「死にたい」と訴える患者さん ………… 126

在宅看護論

訪問看護ってどういうもの？ ……………… 130
　訪問看護と保険制度／訪問看護師の仕事 … 130
　訪問看護の利用者 ………………………… 131

知っておきたい訪問看護のマナー ………… 132
　マナーとは ………………………………… 132
　訪問時の心構えは？ ……………………… 133

実践！　訪問看護の会話技術 ……………… 134

索引 ………………………………………… 138

[執筆者・監修者一覧]（執筆・監修順）

右近　好美　　東京慈恵会医科大学葛飾医療センター　看護部　集中ケア認定看護師

永田　明恵　　奈良県立医科大学 医学部看護学科 基礎看護学　集中ケア認定看護師

中田　諭　　　聖路加国際大学大学院　看護学研究科　成人・高齢者と家族の看護領域　助教

中野 実代子　　日本赤十字北海道看護大学　成人看護学領域　教授

宮澤 真優美　　高崎市高齢者あんしんセンター高風園

内田　陽子　　群馬大学大学院保健学研究科　老年看護学　教授

吉岡 千恵子　　聖マリアンナ医科大学病院　小児病棟師長　緩和ケア認定看護師

浜根　舞　　　聖マリアンナ医科大学病院　小児科病棟副師長

後藤　淳子　　聖マリアンナ医科大学病院 総合周産期母子医療センター　副師長　助産師

宮本　晶　　　訪問看護ステーションてんとうむし　精神看護専門看護師

岩本　大希　　ウィル訪問看護ステーション江戸川　所長

編集：Nursing Canvas編集室
デザイン・DTP：株式会社エストール
イラスト：ARI，蔦澤あや子，リーカオ，min，舩附麻衣，てぶくろ星人

領域別コミュニケーション

急性期看護

Part 1 ICUの患者さんを理解しよう

Part 2 ICUの患者さん・家族とのコミュニケーション

執筆　右近 好美
監修　中田 諭

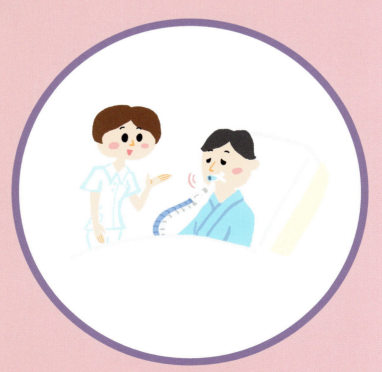

Illustration：ARI

ICUの患者さんを理解しよう

Part1では，まずはICUに入っている患者さんがどのような状態なのかといった基本的な理解を学びます．

ICUの患者さんを理解するためのポイント

- **ICUってどんなところ？**
  - どんな患者さんがいるの？
  - どんな設備があるの？
- **ICUの患者さんはどんな状態？**
  - 身体の状態は？
  - 心の状態は？
- **患者さんの家族はどんな状態？**

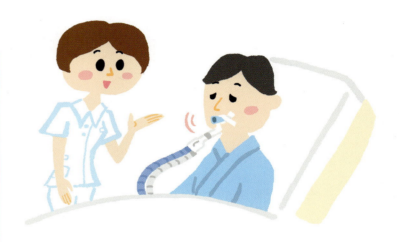

コミュニケーションの大切な基本！

ウィーデンバックは，「コミュニケーション(communication)とは，伝える，分かち合う，あるいは共有するからきている」[1]と言っています．つまり，コミュニケーションは，「相手を理解する」ことから始まるのです．

相手の話を聞くこと，理解しようとする姿勢から「伝える，分かち合う，あるいは共有する」ための信頼関係が生まれ，円滑なコミュニケーションができるようになります．

そこで，本項では，ICUの患者さんとのコミュニケーションを学ぶために，まず，ICUの患者さんがどんな状態なのか，理解することから始めます！

ICU？ CCU？ HCU？

集中治療室（ICU；Intensive Care Unit）とは，日本集中治療学会によると「内科系，外科系を問わず呼吸，循環，代謝そのほかの重篤な急性機能不全の患者を収容し，強力かつ集中的な治療，看護を行うことにより，その効果を期待しうる部門である」とされています．

集中治療部門の管理運営は，病院の規模や特徴によりさまざまで，診療科や重症度によって「CCU」「HCU」などの名称で区分している場合もあります．

●集中治療部門の名称と対象

名称	対象
CCU（Coronary Care Unit），冠疾患集中治療室	心筋梗塞や狭心症などの，冠疾患の患者
SICU（Surgical Intensive Care Unit），外科系集中治療室	大手術の術後など外科系の患者
MICU（Medical Intensive Care Unit），内科系集中治療室	内科系の患者
RCU（Respiratory Care Unit），呼吸器疾患集中治療室	呼吸不全疾患の患者
NCU（Neurosurgical Care Unit），脳神経外科集中治療室	脳神経疾患や脳神経外科術後の患者
SCU（Stroke Care Unit），脳卒中集中治療室	脳卒中患者
PICU（Pediatric Intensive Care Unit），小児集中治療室	小児の重症患者
NICU（Neonatal Intensive Care Unit），新生児集中治療室	新生児
GCU（Growing Care Unit），継続保育治療室	継続保育室を必要とする新生児
MFICU（Maternal Fetal Care Unit），母体胎児集中治療室	ハイリスク妊娠など産科
HCU（High Care Unit），ハイケアユニット	ICU管理は必要ないが経過と観察が必要な患者

集中治療のはじまり

日本の集中治療は，1964年の順天堂大学医学部附属病院における回復室，1968年の東北大学医学部附属病院における集中治療部開設に始まりました．1978年に全国に救急センターができたことも影響し，1970年代から1980年代に大学病院や地域のセンター病院にICU・CCUが盛んに設置されていきました．

それに伴って，集中治療にかかわる医療者に専門的な知識や技術が求められるようになり，看護においても，クリティカルな患者さんへの専門的ケアが必要となりました．

そのため，ICU看護とクリティカルケア看護は，イコールと考えられがちですが，クリティカルケアとは，看護の場ではなく，患者さんの状態に対する表現であることを理解しておきましょう．

●クリティカルケアとは

クリティカル（critical）とは，生命を脅かす侵襲にさらされた状態や，危機的な状態に変化する可能性が高い状況を含みます．

米国クリティカルケア看護師協会（AACN）は，クリティカルケア看護を「生命を脅かすような健康問題に対する人間の反応を取り払う看護の専門分野である」と定義しています．

つまり，クリティカルケアの対象は，なんらかの侵襲により身体機能が障害され，生命の維持が脅かされている患者さんです（疾患や診療科は問いません）．

対象となる患者さんは，ICUに入室していることが多いですが，一般病棟にいる場合や在宅などの場合もあります．ICUにクリティカルな患者さんが多いからといって，クリティカルな患者さんがICUだけにいるとは限らないのです．

AACN：American Association of Critical Care Nurses，米国クリティカルケア看護師協会

ICUってどんなところ？

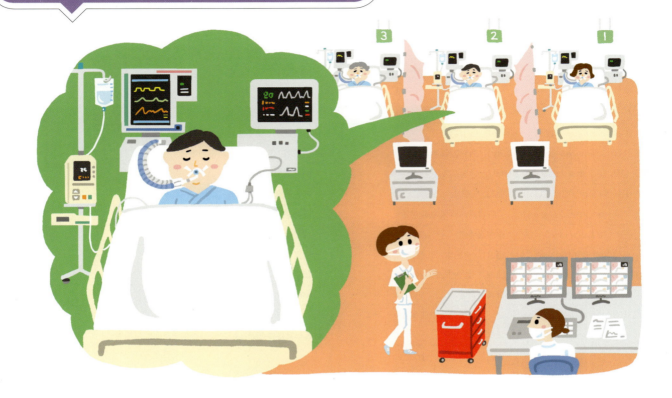

どんな患者さんがいるの？

　ICUの患者さんは，大手術後，急性心不全，蘇生処置を必要とした救急患者さんなど，生命の危機状態にあるか，危機的状態に傾きやすい不安定な状態にある患者さんが入室しています．

　診療報酬の特定集中治療室管理料では，**表1**のように患者さんの条件が定められています．

　ICUの患者さんには，だるさや痛みなど身体機能の低下による苦痛が生じています．そのうえ，侵襲による生体変化で，呼吸，循環，代謝などが不安定な状態にあり，生命維持に必要な人工呼吸器などの医療機器や，状態の継続観察のために必要なモニター，治療に必要な薬剤・栄養を投与するためのライン類など，身体に多くのものが装着されることにより自由を奪われ，精神的な苦痛を強いられます．

　そのため，看護師はフィジカルアセスメントとモニタリングにより患者さんの全身状態の変化を把握し，身体・精神状況を的確にとらえてケアを行うことが必要です．

■表1　特定集中治療室管理料の算定対象となる患者さん

●以下の状態にあって，医師が特定集中治療室管理が必要であると認めた者
1. 意識障害または昏睡
2. 急性呼吸不全または慢性呼吸不全の急性増悪
3. 急性心不全（心筋梗塞を含む）
4. 急性薬物中毒
5. ショック
6. 重篤な代謝障害（肝不全，腎不全，重症糖尿病等）
7. 広範囲熱傷
8. 大手術後
9. 救急蘇生後
10. そのほか外傷，破傷風等で重篤な状態

Part 1 ICUの患者さんを理解しよう

どんな設備があるの？

ICUでは，病院の中央部門として院内の重症度の高い患者さんを集約し，安全で質の高い医療・看護を提供することが求められます．

生命の危機状態にある患者さんが入室しているため，心電図モニターや人工呼吸器，輸液ポンプ・シリンジポンプといった，バイタルサインの観察や生命維持に必要な装置，多くの薬剤が投与できる医療機器などがそろえられています．

診療報酬の特定集中治療室管理料では，**表2**のような施設基準が設けられています．

■ 表2 特定集中治療室管理料の施設基準に示されている設備に関する条件

- 患者を管理するうえで必要な機械や器具を備えていること
  - ・救急蘇生装置　　・心電計
  - ・除細動器　　　　・ポータブルX線撮影装置
  - ・ペースメーカー　・呼吸循環監視装置
- 自家発電装置を有している病院
- 治療室内はバイオクリーンルーム
- 電解質定量検査，血液ガス分析を含む必要な検査が常時実施できること

知っておこう！ クリティカル領域の診療報酬

医療機関は，保険医療サービスを行うと，保険者から報酬を受け取ります．これが「診療報酬」です．その価格は，医療行為の内容や，施設の体制などに応じて，1点あたり10円として国が細かく定めています．

クリティカル領域でも，「特定集中治療室管理料」「ハイケアユニット入院医療管理料」など，設備や患者さんに応じた点数が定められています．

また，診療報酬は2年ごとに改定されます．クリティカル領域に関しては，2014年度の改定において，特定集中治療室管理料1と2，ハイケアユニット入院医療管理料2が新設され，2016年度の改定においては，重症度，医療・看護必要度の見直しがされています（**表3**）．重症患者病床がより細かく区分されたのです．

こうした背景には，少子高齢化を見据えた社会保障制度改正があると考えられます．今後の診療報酬改定にも注目していきましょう．

■ 表3 特定集中治療室管理料とハイケアユニット入院医療管理料の施設基準概要

	点数	患者：看護師	重症度，医療・看護必要度
特定集中治療室管理料1	7日以内の期間……13,650点 8日以上14日以内……12,126点	2:1	A項目（心電図モニターの管理や輸血ポンプの管理，人工呼吸器の装着など医学的な処置等の必要性を示す項目）4点以上かつB項目（寝返り，口腔清潔，衣服の着脱など，患者の日常生活機能を示す項目）3点以上である患者が8割以上
特定集中治療室管理料2	特定集中治療室管理料 1）7日以内の期間……13,650点 2）8日以上14日以内……12,126点 ―――――――――――― 広範囲熱傷特定集中治療管理料 1）7日以内の期間……13,650点 2）8日以上60日以内……12,319点		
特定集中治療室管理料3	7日以内の期間……9,361点 8日以上14日以内……7,837点		A項目4点以上かつB項目3点以上である患者が7割以上
特定集中治療室管理料4	特定集中治療室管理料 1）7日以内の期間……9,361点 2）8日以上14日以内……7,837点 ―――――――――――― 広範囲熱傷特定集中治療管理料 1）7日以内の期間……9,361点 2）8日以上60日以内……8,030点		
ハイケアユニット入院医療管理料1	6,584点	4:1	A項目3点以上かつB項目4点以上である患者が8割以上
ハイケアユニット入院医療管理料2	4,084点	5:1	A項目3点以上かつB項目4点以上である患者が6割以上

（2016年現在）

ICUの患者さんはどんな状態？

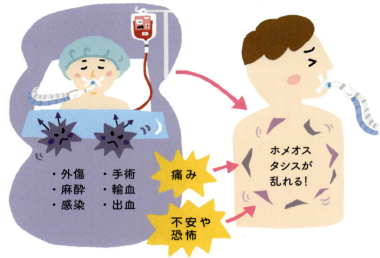

身体の状態は？

体内には，環境を正常に維持調整して内部環境を守ろうとする，「ホメオスタシス(恒常性)」というはたらきがありますが，これを乱す外部刺激のことを「侵襲」といいます．

侵襲には外傷，手術，麻酔，輸血，感染，出血，痛み，不安，恐怖などさまざまなものがあり，その程度によって出現する症状は異なります．身体状況や環境から考えると，ICUの患者さんは，常にさまざまな侵襲にさらされているといってもいいでしょう．

また，手術による侵襲を受けてから回復へいたる生体の変化は，ムーア(Moore)によって4相に分類されています(**表4**)．周手術期の患者さんを受け持つときに大変重要ですので，覚えておきましょう．

生体に侵襲が加わると，内部環境を維持するために，生命防御反応が起こります．この反応の過程を，右ページでくわしく解説します．

■ 表4　ムーアの分類

相	特徴
第Ⅰ相　傷害期 (手術直後から手術後48〜72時間程度まで) ↓ 侵襲を受けた直後からICUで管理	● 生体反応により内分泌系が亢進し，呼吸，循環，代謝が不安定となって，精神にも影響する ● 血管透過性が亢進してサードスペース(細胞外でも細胞内でもないスペース)に水分が移行し，尿量が減少する ● この期間は，侵襲が小さければ短くなり，侵襲が大きければ長くなる
第Ⅱ相　転換期 (手術後48〜72時間から手術後1週間程度まで) ↓ HCUや一般病棟などの後方病棟へ退室	● 生体反応が徐々に消退し，回復方向へ向かう ● サードスペースに移行した非機能的細胞外液が血管内に戻ってくる「リフィリング」がみられ，利尿が高まり，循環や呼吸も安定に向かう
第Ⅲ相　筋力回復期 (手術後2〜5週間程度)	● 筋力量や活動量が増す
第Ⅳ相　脂肪貯蓄期	● 脂肪が貯蓄され，体力がほぼ正常まで回復する

Part 1　ICUの患者さんを理解しよう

■ 侵襲によって全身がどのように反応するか

【侵襲が小さい場合】
局所的な炎症反応で鎮静化します．

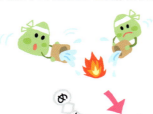

【侵襲が大きい場合】
サイトカインとよばれる情報伝達物質が全身に広がることで，全身に炎症反応が出現し，**発熱**や**全身の浮腫**，**低酸素**などの呼吸不全や，**血圧低下**などの循環不全を引き起こします．

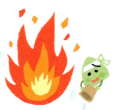

血管の透過性が亢進し，水分が血管外に移動してサードスペースに貯留します

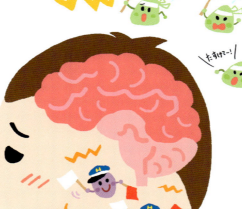

視床下部を介して，ホルモンの分泌が増加し，呼吸や循環を亢進させ，酸素をより多く体内へ取り込もうとして，**呼吸数の増加**，**心拍数の増加**，**消費エネルギーの増大**が生じます

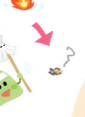

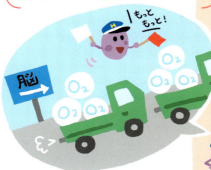

生体の維持に必要な脳や筋肉の血管を拡張して運動機能を高めます

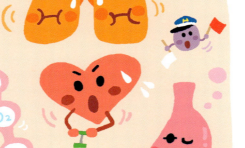

消化器などの臓器はエネルギーの消費を抑え，活動を低下させます

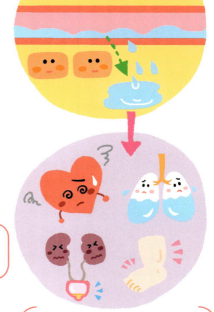

血圧低下や**尿量の減少**，肺水腫，全身の浮腫を引き起こします！

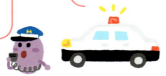

このような反応は，侵襲の程度が大きいほど大きくなり，呼吸や循環などの生命維持機能に影響を及ぼします．

心の状態は？

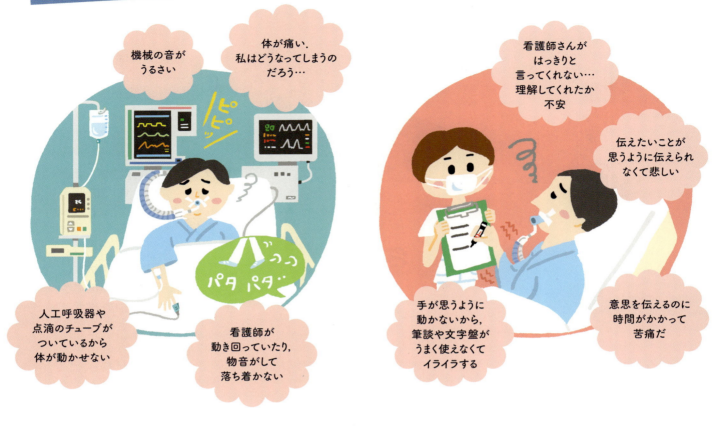

　ICUでは，全身観察や生命維持に必要なモニターやたくさんの医療機器類に囲まれるうえ，点滴やモニターなど多くのライン類の装着が必要となるため，患者さんは自由に動くこともできず，強いストレスを感じます．

　また，24時間監視モニターや医療機器のアラーム音など，日常生活では耳にしない音も鳴っています．医療者の話し声や，物音，足音なども加わり，患者さんにとっては，騒音に感じるような音に囲まれて過ごすことになります．そのため，休息がとれずに昼夜の生体リズムも乱れやすくなります．

　そして，人工呼吸器を装着している患者さんは，気管に入ったチューブにより声が出せなかったり，鎮静薬の使用によって患者さんの意思が十分に伝わらないことが多く，これもストレスの要因となります．

　こうした状況で，身体的な苦痛を抱えている患者さんは，精神的にも危機的状況におちいります．

　こうしたことから，看護師は，身体機能の安定や合併症予防のための支援はさることながら，コミュニケーションを援助し，精神面への看護ケアを行うことも重要なのです．

　身体の自由を損なわれストレスを感じる状態は，患者さんの活動性を低下させ，休息の妨げになるだけではありません．せん妄発生の危険性も高めます．

　せん妄を起こすと，コミュニケーションがはかれなくなるばかりか，ルートやドレーン類の計画外抜去や，転倒といったインシデントの危険性が高くなります．患者さんの安全を守るためにも，不安や精神的苦痛などを理解し看護ケアを行っていきましょう．

⇨ 必要なケア

●患者さんのメッセージを受け取り，フィードバックする

人工呼吸器の装着などによりコミュニケーションがままならない患者さんは，前述のように，さまざまな苦痛を抱いています．

50音盤や筆談などの代替手段をうまく使えずに伝えることを諦めてしまう患者さんも少なくありません．

また，看護師の返答が曖昧だと伝わったのか心配になります．

そのため，看護師が，患者さんの伝えたいメッセージを引き出すこと，受け取りフィードバックすることが大切です．

たとえば，「体のことですか？」などの全般的な質問から，「痰ですか？」「痛みですか？」「体の向きですか？」など，患者さんの状態からメッセージを予測し，しぼり込んでいきましょう．そして，患者さんの訴えを理解できたら，しっかりと伝わったことを表現し，フィードバックしましょう．

このときに，次で述べる非言語的コミュニケーションを用いることも効果的です．

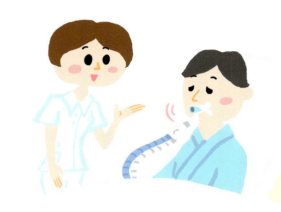

●非言語的コミュニケーションを用いる

言語的コミュニケーションがはかれない患者さんが多いため，非言語的コミュニケーションがもたらす効果を理解して看護ケアすることが大切です．

たとえば，上記で述べたような患者さんのメッセージを受け取った際に，ジェスチャーやスキンシップなど非言語的コミュニケーションを活用しましょう．患者さんは，視覚や知覚からも伝わったことが確認でき，安心につながります．

また，ジェスチャーを活用することで，次から患者さんと看護師の間のサインになることもあります．

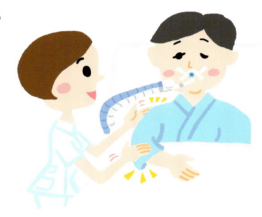

まとめ① ～ICU入室中の患者さんの心身の状態

①医療的な介入なしに生命の維持ができない
②呼吸・循環・代謝などの生理的機能が不安定で生命を失う可能性が高い状態にある
③状態が変化しやすい傷害期にある
④疾患や治療のため，痛みや苦痛，不安を生じている
⑤医療機器に囲まれた非日常的な環境におかれているため，精神的にも危機的状況にある

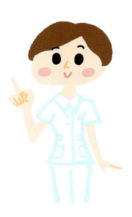

患者さんの家族はどんな状態？

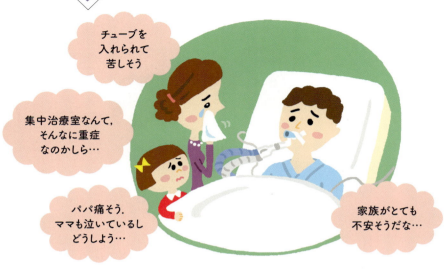

■ 表5 急性期にある患者さんと家族の特徴[10]

①生命の危機に対する激しい不安
②苦痛症状とその恐怖
③見通しの立たない不確実さ
④医療者に委ねるしかない無力感
⑤起こった事態に対する罪悪感や後悔
⑥家族員は互いに気遣うがすれ違う
⑦支援を求めることに不慣れで抱えこむ

　井上は，急性期にある患者さんと家族の特徴を，**表5**に示した7つにまとめています．

　患者さんを支える家族も，患者さんの変化を目の当たりにし，受け止めきれず精神的に危機的状態にあることも多くあります．そのため，看護師は，患者さん自身を支えることはもちろん，患者さんの家族（キーパーソン）を支えることも重要です．

　面会に来た家族の不安な様子は，患者さんに伝わります．p.12で述べたように，患者さんはさまざまな苦痛・不安を抱えているうえに，意思の伝達が十分にできないことがあります．そのような状態で家族の不安な表情を見れば，不安は増すばかりです．

　そのため，家族を支えることで，患者さんの不安をやわらげることにもつなげていくことが重要です．

　生命の危機状況にある患者さんの家族は，「自分の家族が死ぬかもしれない」という不安を，言葉にしてはいけないと思っていることが多々あります．

　自分の気持ちを抱えこみ人に話せないことは，ストレスとなります．そのため，看護師は家族に，自分の気持ちを話してもらえるような関係性を築くことが大切です．

⇨ 必要なケア

●家族（キーパーソン）の体調や生活状況を確認する

　家族（キーパーソン）にとっても，突然のことで，看病に専念できないことも多くあります．たとえば，育児や介護中でほかの家族の心配も抱えている場合や，仕事が忙しい時期で休みが取れない場合もあります．

　多くの問題を抱えることは，ストレスとなります．食欲がなくなり，眠れていない場合もあります．ときには，病状を説明されても覚えていないこともあります．食事が摂れているか，休息が取れているかなど，家族自身の体調や生活を気づかい，ケアしていきましょう．

●家族（キーパーソン）を支える家族の有無を確認する

家族（キーパーソン）にとって，自分を支えてくれる家族がいるかどうかは，精神的に大きな影響を及ぼします．しかし，ほかに相談できる家族がいても，心配をかけまいとして連絡をとっていない場合も多くみられます．

家族（キーパーソン）を支える家族の存在を確認しましょう．そして，その人にどんなサポートをしてもらえると家族（キーパーソン）の負担が和らぐか，一緒に考えていきましょう．

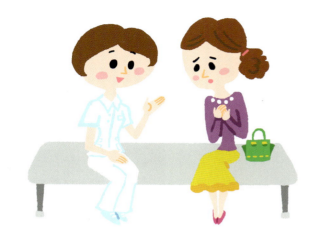

まとめ②　～コミュニケーションのポイント！

私たち医療者は，患者さんの日常の情報を聞くことや，病状を説明することに気をとられ，つい自分たちの伝えたいこと・聞きたいことからから会話を進めてしまいがちです．しかし，大切なのは，患者さんや家族が感じていることや話したいことを「聴く」ことです．コミュニケーションは，相手を理解することから始まるのです．

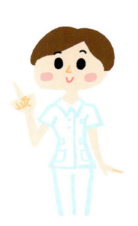

引用・参考文献
1) E. ウィーデンバックほか著：新装版　コミュニケーション－効果的な看護を展開する鍵．池田明子訳，日本看護協会出版会，2007．
2) 道又元裕編：ICUマネジメント．p.8～46，学研メディカル秀潤社，2015．
3) 寺町優子ほか編：クリティカルケア看護－理論と臨床への応用．日本看護協会出版会，2007．
4) 林直子ほか編：成人看護学　急性期看護Ⅰ－概論・周手術期看護．南江堂，2010．
5) 道又元裕ほか著：クリティカルケア看護学．系統看護学講座別巻，医学書院，2008．
6) 池松裕子編：クリティカルケア看護Ⅰ－患者理解と基本的看護技術．メヂカルフレンド社，2011．
7) 清野雄介著：生体侵襲とは．看護技術，56(7)：28～62，2010．
8) 道又元裕編著：重症患者の全身管理－生体侵襲から病態と看護ケアが見える．重症集中ケアシリーズ1．日総研出版，2009．
9) 池田優子：看護におけるコミュニケーションの課題．臨床看護，34(12)：1668～1683，2008．
10) 井上智子：急性期看護の専門性と能力開発．看護，54(4)：83～92，2002．

Part 2
ICUの患者さん・家族とのコミュニケーション

Part1で学んだ基礎知識をふまえ，Part2ではICUでの具体的な場面からコミュニケーションについて考えていきます．

ICUの患者さん，家族とのコミュニケーションのポイント

①気管挿管をしていて発声ができない患者さん

気管挿管には，経口挿管・経鼻挿管・気管切開の3つがありますが，いずれの場合も声帯を震わせることができない＝発声ができない状態となります．

気管挿管をするということは，酸素化の悪化・呼吸筋の疲労などの身体的苦痛が生じているほか，声が出せない，口腔や咽頭に異物がある，思うように身動きがとれないなどによる苦痛・不安も生じます．そのため看護師には患者さんの訴えに耳を傾け，支援し続ける姿勢が求められます．

②失語症により言葉がうまく出てこない患者さん

失語症は，発語に関する筋肉や末梢神経，聴力などに問題はないものの，言語による表現や理解ができないのが大きな特徴[1]です．失語症は大脳の言語中枢の損傷によって起こります．言語中枢には「運動性言語中枢」と「感覚性言語中枢」があり，損傷箇所によって症状が異なります．失語症患者への介入については「とても難しい」「難しい」と感じている看護師が97.5％と大半を占める[2]という報告もありますが，患者さんの病態を理解し，適したコミュニケーション方法を考えていきましょう．

③意識障害のある患者さん

ICUには，脳機能障害＝意識障害を呈している患者さんが多く入室しています．また，脳機能障害だけではなく，クリティカル領域において鎮痛・鎮静は欠かすことのできない治療介入です．そのため，コミュニケーションをとりながら，意識レベルを評価することも重要です．

④面会に来た家族とのコミュニケーション

クリティカルケア看護の対象は，「生命の危険にさいなまれた急性重症患者と心理的危機状況にさらされている患者の家族[4]」であり，家族のケアは決して"患者さんへのケアに余裕ができたから行うもの"ではありません．

家族への病状説明は医師が行いますが，家族は混乱していることが多く，医師の説明が十分に理解できていないことや，受け入れができていないことがあります．看護師には，そのような家族を支援する役割があります．

ICU：intensive care unit，集中治療室

①気管挿管をしていて発声ができない患者さん

事例1　Aさん，80歳，女性．大動脈弁置換・冠動脈バイパス術後1日目．

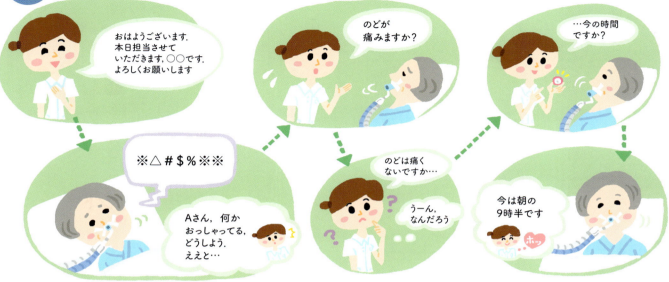

ポイント　患者さんの訴えを想像し，聞き取っていく

　術後の状態が安定し，覚醒も良好であるため，ある程度コミュニケーションがはかれています．ただし，実際にはこのように1度や2度の質問で患者さんの訴えを聞きとれることはまれで，何度も聞いて訴えを聞き出せることが多いです．

　こうした状況で最も重要なことは，「患者さんの訴えをどうしても聞き取りたい」と思う気持ちと，患者さんが何を訴えようとしているのかを「考えうるかぎり想像すること」です．

　気管挿管をしている患者さんとコミュニケーションをはかる際に，「はい」や「いいえ」で答えられる"closed question（クローズド・クエスチョン）"が効果的な場合があります．「身体のことですか？」「場所のことですか？」「ご家族のことですか？」など，患者さんが訴えている内容を予測し，質問を投げかけてしぼっていくことで，患者さんの訴えに近づくことが可能になります．

　事例は術後1日目であることから，現在の患者さんのニードが何かを想像して質問しています．ICUの患者さんの多くは，口腔内や咽頭の違和感，口渇，創部痛などの痛み，日時やご家族のことなどを訴えます．

　しかし，それだけではなく，これまでの生活スタイルや価値観を知り，患者さんの視線や表情，体動などから，患者さんが表出しようとしていることに十分に寄り添うことが必要なのです．

　諦めずにそばにいることや，タッチングなどの非言語的コミュニケーションを駆使して安心感や信頼感を高めていくことで，徐々にコミュニケーションがはかりやすくなります．また，家族と一緒にコミュニケーションをとることで，思いが表出されやすくなる場合があります．

　そして，忘れてはならないのは，コミュニケーションをはかることは患者さんからの要求を聞き出すことだけに役割があるのではなく，日常のあいさつや季節の会話，人と人との交流として大切であるということです[1]．

気管挿管をしている患者さんとのコミュニケーション方法

筆談

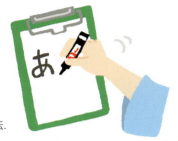

ペンで書いてもらう方法．

 ➡ ベッドでの臥床状態では腕に力が入らず，ペンを握ることさえままならない患者さんも多い．
➡ ボールペンは臥床状態ではインクが出なくなることがあるため，マジックがのぞましい．
➡ 安静度や全身状態によりヘッドアップが可能であれば，坐位に近い状態に姿勢を整える．

指文字

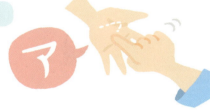

読み手の手のひらに文字を書いてもらい，1文字ずつ声に出して確認する方法．

 ➡ カタカナのほうが画数が少なく読み取りやすいが，カタカナを強要するのではなく，患者さんが書いている文字がカタカナか，ひらがなかを確認する．

読唇術

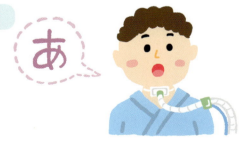

患者さんの唇の動きから何を言いたいかを読み取る方法．

 ➡ 経口挿管の場合は口にチューブを固定するテープがあり，口唇の動きや表情筋の動きが読み取りにくくなる．

文字盤

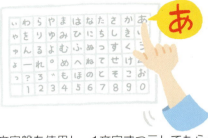

50音が書かれた文字盤を使用し，1文字ずつ示してもらう方法

 ➡ 指で示してもらう場合は腕の力が必要となる．また，伝えたいことを1文字ずつ示すため時間がかかり，途中で諦めてしまう患者さんも多い．読み手（看護師・家族）が患者さんと同側に位置する必要があり，臥床状態では読み手にも負担がかかる．
➡ 透明な文字盤を使用すると，読み手が患者さんと対側に位置することができ，患者さんが示す文字と患者さんの表情とを同時に観察することが可能．

お話リスト

あらかじめよくある訴えの内容をリストにしておき，1枚ずつカードにして提示する方法．タブレットを用いる方法もある．

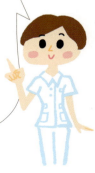

いずれの方法でも，訴えが読み取れない場合には，正直に読み取れないことを伝えましょう．理解できていないにもかかわらず，わかったような対応をしてしまうと，患者さんの信頼を損なうことになります．
何度か繰り返しても読み取れない場合，患者さんは，訴えが伝わらないストレスからいら立ちを表現したり，諦めの気持ちから何も表現しなくなったりする場合もあります．
その場合も読み取れないことを伝えて，ほかのスタッフと交代するなどの対応も必要です．読み手が変わることで，患者さん自身も再度表現しようとし，コミュニケーションが円滑になる場合もあります．

②失語症により言葉がうまく出てこない患者さん

事例2　Bさん，77歳，男性．弓部大動脈解離のため，緊急で人工血管置換術を行う．合併症により脳梗塞を発症．術後4日目に抜管し，本日は術後5日目．

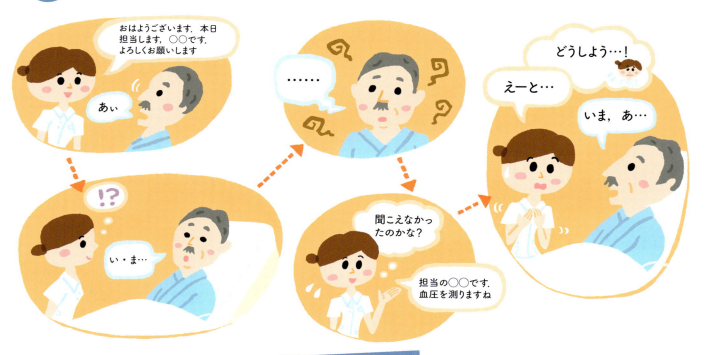

ポイント　実物を見せて理解してもらう

　Bさんはあいさつをするとうなずき，目線を合わせていることから，理解は比較的保たれていると考えます．表情も穏やかですが，発話が難しい様子であり，ブローカ失語を呈しています．

　ブローカ失語の場合，closed questionを用いるか，複数の選択肢がある場合には文字や絵，写真や実物などを用いて，その中から選んでもらうなどのかかわりが重要です．そのため，この場面では，血圧計の実物をしっかり見せて，今から何をするか理解してもらうとよいでしょう．

　ただし，ここで血圧測定だけで終わらせるのではなく，意識的に患者さんの様子を観察すれば，さまざまな情報が得られます．

　まず，あいさつをした段階で，患者さんの目線，表情，顔色，呼吸がつらそうではないか，活気はあるか，といった観察を意識的に行いましょう．

　学生や新人のときには見落としがちですが，すべてに意味があり，すべてが情報である，という意識を持って，患者さんの観察を行いましょう．

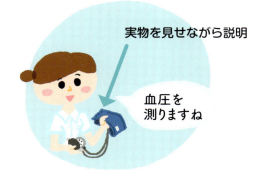

事例3 Cさん，70歳，女性．自宅で家事を行っている途中に意識消失し，夫が救急車を要請．左中大脳動脈領域の梗塞により，左側頭葉後部を中心とする脳梗塞と診断される．3日目に意識レベル改善．本日発症後4日目．

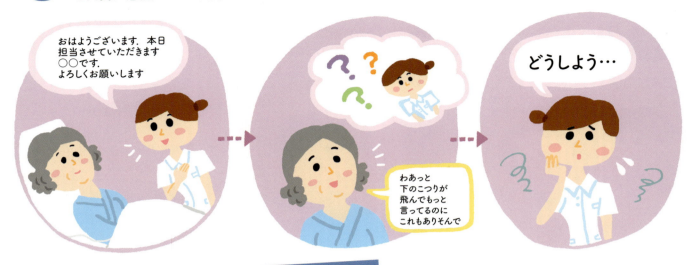

ポイント　短い言葉でゆっくり話す

　Cさんは聞いて理解することが困難であり，流暢に話しますが，その内容は意味を成していません．これらの特徴から考えられるのはウェルニッケ失語です．

　ウェルニッケ失語の場合，長々と話すと聞き取ることが難しくなります．そのため，一度にたくさんのことを言わず，「短い言葉でゆっくり話す」ことが重要です．

　また，こちらが言ったことが通じないからといって大きな声で話をしないことが大切です．私たちも，聞こえているのに大きな声で話をされると，不快になりますね．

　そして，「急に話題を変えない」こともも大切です．「通じていないから，別の話をしよう」と考えてしまいがちですが，患者さんは理解が追いつかず，戸惑う結果となります．話題を変えるときは，十分に話題が変わっていることを伝えてから，変えるようにします．

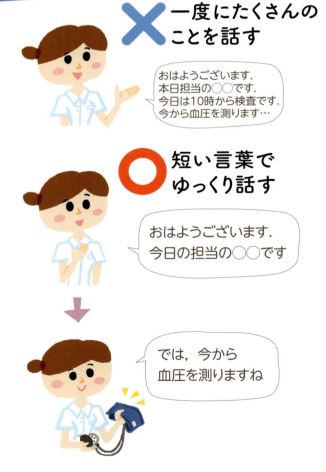

■ 図1　言語中枢と失語症

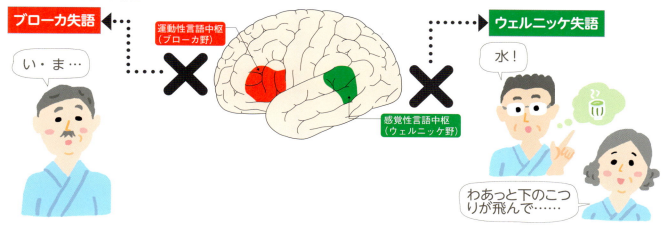

ブローカ失語←運動性言語中枢の損傷

　運動性言語中枢は前頭葉（人格・意欲・運動・言語に影響する）にあり（図1），優位半球※の下前頭回に存在します．ブローカ野ともよばれます．

　ブローカ失語は言葉を出すことが困難で，上下肢の不全麻痺を伴う例が多くみられます．聞いて理解する，読んで理解する機能は比較的保たれており，発話が難しくぎこちなく話すのが特徴です．

　そのため，文字に書いて説明する場合には，仮名より漢字で記載することが望ましいです．仮名はいったん音に変換してから意味を理解する必要があるためです．一方，漢字は字そのものに意味があるため，患者さんの負担を軽減することが可能だからです．ただし，子どもの場合などは例外です．

　連日使用するフレーズや，繰り返し行っているリハビリテーションなどがある場合には，あらかじめ絵や漢字で意味を示したカードを準備しておき，それらを用いながらコミュニケーションをはかることも有用です．

ウェルニッケ失語←感覚性言語中枢の損傷

　感覚性言語中枢は側頭葉（精神運動・性格・記憶・言語に影響する）にあり（図1），優位半球※の上側頭回に存在します．ウェルニッケ野ともよばれます．

　ウェルニッケ失語は言葉を理解することが困難で，自身の話す内容が間違っているという認識ができません．話すことに問題がないため，流暢に話しますが，その内容は意味を成していないという特徴があります．

　そのため，記憶障害，認知症，精神疾患との判別が難しく，また病識が乏しいため，離棟や離院につながる可能性も高い[7]

という特徴があります．

　ウェルニッケ失語では，「お茶」と思いながら「水」と言ったり，「ベッド」が「レット」になったりと言葉の間違い（錯語）や，意味が通じない支離滅裂な発話（ジャルゴン失語）がみられます．そのため，ブローカ失語と同じように，実物や，絵を使って会話し，文字を使用する場合には，漢字を使用するとよいです．実物や絵を使用する場合には，一度に複数示さないよう注意しましょう．

※優位半球：利き手の反対側が優位半球という認識がありますが，現在右利きの場合99％以上，左利きの場合でも70〜80％が左に優位半球が存在すると考えられています[1]．

③意識障害のある患者さん

事例4 Eさん，69歳，男性．交通事故で受傷し，急性硬膜外血腫・脳挫傷と診断された．受傷後2日目に気管切開術を施行．本日入院7日目．

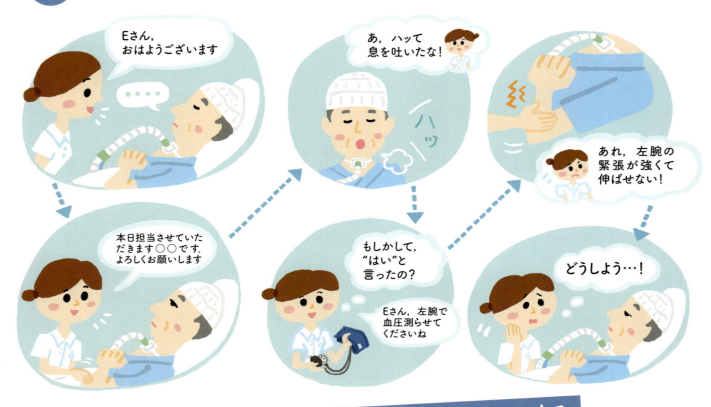

ポイント① 意識レベルを確認しながらアプローチする

　まずあいさつをしていますが，この場面では，声のあいさつだけを行っています．誰しも，突然肩を叩いて呼び止められたりすればビックリしますね．そのため，このように1度は声のみであいさつし，聞こえていないかな？　もう1度伝えてみようかな？　と感じたら，次は，患者さんの腕や肩などに触れながら声をかけます．

　このような行為は，JCS (p.23, **表1**) の意識レベルの確認の手順を踏んでいることにもなります．Eさんは刺激をすると開眼したのでⅡ-20となります．

　次に，Eさんが「ハッ」と息を吐いたことを「"はい"と言ったのかな？」と感じています．このように感じ取れるかどうかが，大切なことなのです．痰の貯留や，偶然の反応かもしれませんが，いずれにせよ，まずはこうした反応を感じ取ることが大切であり，感じ取ったうえでどのような意味があるのかをアセスメントしていきます．

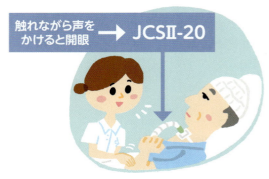

触れながら声をかけると開眼 → JCSⅡ-20

JCS：Japan Coma Scale，ジャパン・コーマ・スケール

表1 JCS

Ⅲ. 刺激をしても覚醒しない状態（3桁の点数で表現）
300. 痛み刺激にまったく反応しない
200. 痛み刺激で少し手足を動かしたり顔をしかめる
100. 痛み刺激に対し，払いのけるような動作をする
Ⅱ. 刺激をすると覚醒する状態（2桁の点数で表現）
30. 痛み刺激を加えつつ呼びかけを繰り返すとかろうじて開眼する
20. 大きな声または体を揺さぶることにより開眼する
10. 普通の呼びかけで容易に開眼する
Ⅰ. 刺激しないでも覚醒している状態（1桁の点数で表現）
3. 自分の名前，生年月日が言えない
2. 見当識障害がある
1. 意識清明とは言えない

注：R：Restlessness（不穏），I：Incontinence（失禁），A：Apallic stateまたはAkinetic mutism（無言無動）がある場合は「30R」などとして表す．

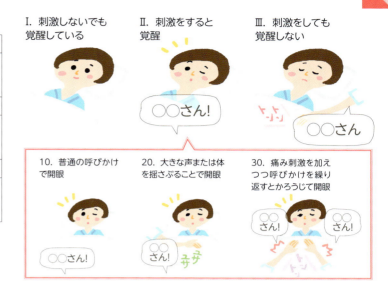

ポイント② リハビリテーションにつなげる

　この場面では，左腕で血圧を測定しようとしますが，筋緊張が強く屈曲位のまま伸展できず困ってしまいました．腕を伸展させる場合，突然まっすぐに伸ばそうとせず，"揺さぶりをかける"ことが大切[10]です．

　揺さぶりとは，今の関節の屈曲位から少しずつ伸展位に向かって，伸ばしては緩め，伸ばしては緩め……と繰り返すことです．徐々に力を加えることによって，伸展が可能となる場合があります．

　脳卒中ガイドラインでは，早期から積極的なリハビリテーションを行うことがすすめられています[11]．これは，"さぁ，リハビリをしよう"と構えて実施するのではなく，「日常生活援助のすべてがリハビリテーションにつながっている」という意識を持つことが重要なのです．

　たとえば，積極的に声をかける，全身状態に問題がなければ，可能なかぎり坐位に近づける．枕をはずし，頭を支えながら少しでも患者自身が頭位を正中位にできるよう援助するなど，意識的に支援していくことが，患者さんの回復を助けます．

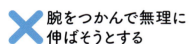
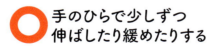
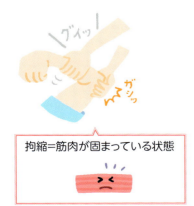
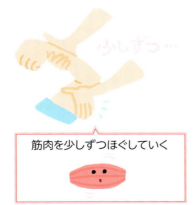
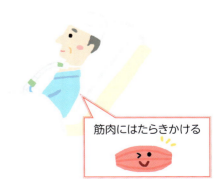

意識障害とは

意識とは「自己および外界を認識している状態」[12]のことで、"今していることが自分でわかっている状態"[13]のことです。「覚醒」と「認知」の2つの要素によって成り立ち、「覚醒」は外界に対して刺激を受容できる状態であり、「認知」は、外界から受容した刺激を自分の中で意味づけし、自分の行動を正しく認識することをいいます。

意識の保持に重要な役割を果たしているのは脳幹（中脳・橋・延髄）です。脳幹が局所的にでも障害されると覚醒障害を生じます（図2）。

しかし、意識障害は脳幹の損傷のみで起こるわけではないため、脳の損傷以外の可能性を考える必要もあります。救急領域では、意識障害の鑑別は"まず血糖値測定から"といわれ、AIUEOTIPS（表2）をよく用いています。

また、意識障害の程度を客観的に評価するため、JCSやGCS（表3）のほか、鎮静中の患者さんの場合には、RASSを用いています。

看護を行ううえで、1度実践したことが患者さんや家族に喜んでもらえたとしても、その1度だけで終わってしまっては、継続した看護にはつながりません。そのため共通理解ができるようスケールを用いたり、正しい言葉を使って記録を残したりしていく必要があるのです。

■ 図2　脳幹

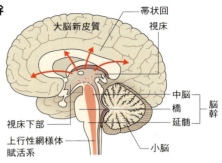

脳幹には網様体とよばれる感覚情報を処理する部分が広く分布しており、この部分を上行性網様体賦活系といいます。この部分から視床下部賦活系を経由し、大脳新皮質などに刺激が伝達されることで、覚醒の維持、周囲の環境への適応がなされます

■ 表2　AIUEOTIPS[12]

A：Alcoholism（急性アルコール中毒など）
I：Insulin（糖尿病による低血糖など）
U：Uremia（尿毒症による腎不全・電解質異常）
E：Encephalopathy（脳症など）
O：O_2・Overdose（低酸素血症・薬物中毒など）
T：Temperature・Trauma（低高体温・頭部外傷、血腫など）
I：Infection（感染）
P：Psychiatric（精神疾患）
S：SAH・Shock（くも膜下出血・循環不全をきたす疾患など）

■ 表3　GCS

開眼(E) Eye Opening	点数	言語機能(V) Verbal Response	点数	運動機能(M) Motor Response	点数
自発的に開眼	4	正確な応答	5	命令に従う	6
呼びかけにより開眼	3	混乱した会話	4	疼痛刺激を払いのける	5
痛み刺激により開眼	2	不適当な言語	3	疼痛刺激に対して四肢屈曲・逃避	4
開眼しない	1	理解不明の声	2	疼痛刺激に対する四肢異常屈曲（除皮質硬直）	3
開眼しない	1	発語なし	1	疼痛刺激に対する四肢異常屈曲（除脳硬直）	2
気管挿管気管切開	T			まったく動かない	1

GCS：Glasgow Coma Scale，グラスゴー・コーマ・スケール
RASS：Richmond Agitation-Sedation Scale，リッチモンド鎮静スケール

Part 2 ICUの患者さん・家族とのコミュニケーション

④面会に来た家族とのコミュニケーション

以下の場面1～3は，ICUに入室した患者さんの面会に来た家族とのかかわりの場面です．
ただし，すべて術後や，小康状態を保っている場合であり，救命処置を行っている場面ではないとして考えていきましょう．

場面1 やや動揺した様子で，「どうですか？」「よくなってますか？」など次々に質問してくる家族に，どう対応する？

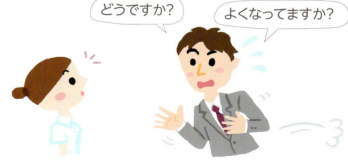

ポイント　行ったケアや観察したことを伝える

まずは看護師が冷静になり，あいさつ，自己紹介を行います．家族の勢いに影響を受け，看護師も焦ったような態度を示さないようにしましょう．看護師が焦ると，家族の不安は助長されます．

あいさつした後は，医師が病状説明を行うことを伝え，医師が来るまで待ってもらいます．看護師は，医師に連絡する前に，その場にキーパーソンが含まれているか，ほかの面会者はどのような関係にあたるのか，なども情報収集しておくとよいでしょう．

そして，医師が来るまでのあいだは，家族と看護師のみの時間となります．ここでは家族のニード（表4）をふまえ，家族が患者さんの手などに触れられるよう環境を整えつつ，「フェイスケアを行ったときに目を開けられました」「午前中に洗髪を行いました」などと，家族が面会に来るまでの患者の様子や，実施したケア，観察したことを伝えます．

このようなコミュニケーションを積極的にとることで，家族とよりよい関係性を築くことにつながります．反対に，「看護師には病状の説明はできないから…」とだまり込んでしまっては，家族は「何も説明してくれない」と不信感を抱くかもしれません．

■表4 ICU入室中の家族のニード[14]

認知的ニード
・患者さんの経過について知る
・予後について知る
情緒的ニード
・最善のケアが行われていると確信する
身体的ニード

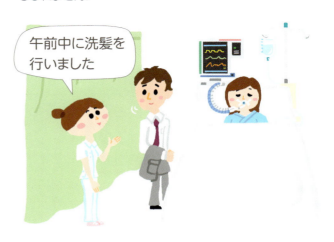

場面2 ただ遠くから見ているだけで，近寄ろうとしない家族に，どのように声をかける？

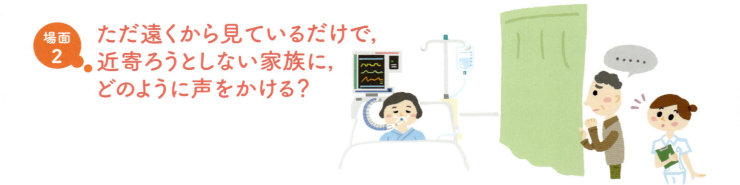

ポイント　患者さんの支えになりたいと思っていることを伝える

　家族は，患者さんの置かれている状況を受け入れられず，立ち尽くしていると考えられます．ときには，目の前にいる患者さんの姿にショックを受け，座り込んだり倒れたりする場合もあります．そのため看護師は，まず椅子をすすめ，家族のそばに寄り添うようにしています．

　また，"治療・ケアに参加できない無力感"を抱いている場合にも，このような反応を示すことがあります．家族の健康状態や，休息がとれているかなどを尋ね，情報収集を行いながら，家族の思いを傾聴します．

　そして，ルートや医療機器が多くとも，患者さんのそばに行くことが可能であることも伝えましょう．ただし，タッチングや声かけは強制ではありませんので，どの家族にも同一の対応（そばに行ってもらい，手を握ってもらうなど）を行うのではなく，家族の精神的状態に合わせた対応をします．

　「面会に来ても何も役に立たないので…」という思いを表出する家族も多くいます．この場合，そのような思いを受け止めつつ，「面会に来てくださったことを，患者さんもわかっていらっしゃると思いますよ」「声をかけて反応がなくても，聞こえていらっしゃると思います」といった看護師の考えや思いを伝えましょう．また，筆者は，「患者さんが回復されることを，ご家族と一緒に信じています」といった思いを伝えています．

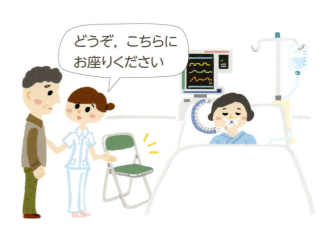

どうぞ，こちらにお座りください

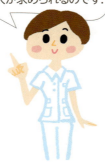

患者さんと家族の精神的支援では，対象者に「向き合う」「寄り添う」「ともに歩む」ことが大切です[15]．そのため，**患者さんの支えになりたい，協力してこの状況に対応したい，という思いを伝えていきましょう．**
知識や理論はもちろん重要ですが，まずは**コミュニケーションを通して家族に"温かい関心を注ぐ"**という基本的な介入が求められるのです．

場面 3 家族間の協力体制や医師の説明内容について家族で共有できているか，また，医師の説明に疑問がないかなどを，どのように確認する？

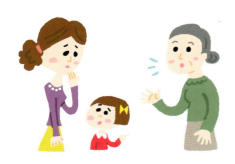

> **ポイント** ベッドサイドではなく廊下で声をかけ，支援したいと考えていることを伝える

　家族とのコミュニケーションでは，ベッドサイドでの面会中より，退室時の廊下での声かけが有用な場合があります．

　ベッドサイドでは，平静を装うことで心理的安定を保っている場合があります．そのため，医療者のどのような質問にも，「大丈夫です」としか言われないこともあります．

　しかし，帰り際に改めて廊下で声をかけてみると，「実は…」と不安なことや，家族の事情などを話される場合があります．ベッドサイドだけでなく，別の場面でも家族に声をかけ，関心を寄せる・支援したいと考えていることを伝える，といったかかわりが大切なのです．

　人は，関心を寄せてもらい，支援を受けることで頑張ることができます[16]．同時に，その相手によい印象を抱き，そうして信頼関係が生まれてきます．

　そして，家族は自ら危機を乗り越える力を持っており，私たち看護師は，情報提供や精神的支援によってそれを手伝っているのだ，ということをおぼえておきましょう．

　家族の持つ力を信じ，家族を尊重すること・看護師が中立であること・家族のあるがままを受け入れること[16]を忘れず，支援していくことが重要です．

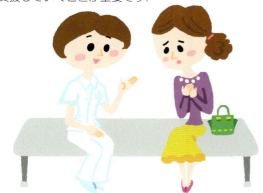

引用・参考文献

1) 河原千恵美ほか：脳神経外科看護のポイント260．p.60〜65，メディカ出版，2010．
2) 池松裕子：クリティカルケア看護の基礎生命危機的状態へのアプローチ．p.121〜137，メヂカルフレンド社，2010．
3) 鵜瀬葉月ほか：失語症患者のコミュニケーション確立にむけての取り組み−独自のフローチャートを使用して．BRAIN NURSING，30（9）：37〜41，2014．
4) 毛束真知子：感覚性失語（ウェルニッケ失語）．BRAIN NURSING，29（2）：24〜27，2013．
5) 寺町優子ほか：クリティカルケア看護−理論と臨床への応用．日本看護協会出版会，2007．
6) 山勢博彰：救急・重症患者と家族のための心のケア．メディカ出版，2010．
7) 立石雅子：高次脳機能障害の看護−急性期から回復期まで．BRAIN NURSING，25（6）：54〜69，2009．
8) 伊藤有紀：ちゃんと聞いてる？言ってることもさっぱりわからないんですけど！．BRAIN NURSING，31（2）：36〜40，2015．
9) 櫻田浩裕ほか：意識障害患者の意思表出への関わり．相澤病院医学雑誌11：57〜60，2013．
10) 兼松由香里ほか：頭部外傷により遷延性意識障害を呈した患者．BRAIN NURSING，29（11）：20〜23，2013．
11) 日本脳卒中学会脳卒中ガイドライン委員会編：脳卒中治療ガイドライン2015．p.277〜278，協和企画，2015．
12) 井上辰幸ほか：意識の評価．重症集中ケア，9（2），2010．
13) 新村出：広辞苑．第六版，岩波書店，2011．
14) 三宅千鶴子：どう声をかける？何から説明する？場面別事例で早わかり新人ナース育成 実践ガイド−患者・家族対応編．EMERGENCY CARE，24（3）：44〜49，2011．
15) 道又元裕：本当の精神的支援とは．重症集中ケア，10（4）：3〜21，2011．
16) 宇都宮明美：急性期人工呼吸患者の家族へのメンタルサポート．呼吸器ケア，7（3）：73〜77，2009．
17) 松村静子：総論−コミュニケーションのキーワードは「信頼」．看護実践の科学，39（10）：10〜18，2014．

領域別コミュニケーション

慢性期看護

Part 1 慢性疾患をもつ患者さんってどんな患者さん？

Part 2 慢性疾患をもつ患者さんとどうコミュニケーションをとる？

執筆　中野 実代子

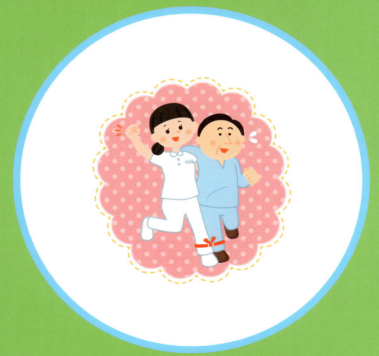

Illustration：蔦澤あや子

慢性疾患をもつ患者さんってどんな患者さん?

みなさんが実習で受け持つのは，なんらかの疾患を抱えている患者さんですね．Part1では，まずは患者さんにとって，疾患をもちながら生活していくことがどんなことなのかを学んでいきます．

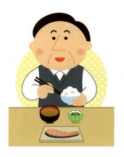
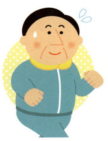
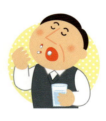

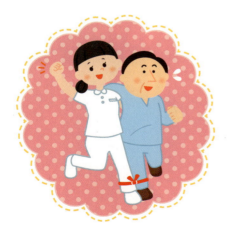

慢性疾患をもつ患者さんを理解するためのポイント

1. 慢性疾患って?
2. 慢性疾患の特徴は?
3. 慢性疾患は患者さんにどんな影響を与える?
4. 慢性疾患看護に必要な視点って?

Part 1 慢性疾患をもつ患者さんってどんな患者さん?

Part1で学んでいくこと

みなさんが実習で受け持つのは，なんらかの疾患を抱えている患者さんですね．Part1では「慢性疾患をもつ患者さんとのコミュニケーション」を学んでいきますが，本章ではまず，患者さんにとって，疾患をもちながら生活していくということがどんなことなのかを学んでいきます．

1 慢性疾患って？

慢性疾患（Chronic disease クロニック ディジーズ）は，完治が難しく，経過の長い疾患のことです．

米国慢性疾患委員会（1956）は慢性疾患を「次の特徴の1つあるいはそれ以上を有し，すべての機能の減退の状態，あるいは正常からの偏（かたよ）りの状態を意味する」と定義しています．

> ①永久的な障害
> ②機能障害を残すもの
> ③非可逆的な病理的変容に起因するもの
> ④患者のリハビリテーションのために特別な訓練を必要とするもの
> ⑤長期間の管理，観察あるいは治療，看護の必要性が予測されるもの

代表的な慢性疾患には，糖尿病，高血圧症，脂質異常症，脳卒中，心臓病，がん，慢性呼吸器疾患，肝硬変，慢性腎不全，HIV（AIDS）などがあります．慢性疾患のなかには，食習慣や運動，飲酒などの生活習慣と関係があるものもあります．

慢性病（Chronic illness クロニック イルネス）も，慢性疾患とほぼ同じ意味で用いられていますが，慢性疾患と表現するときには，具体的な疾患名（糖尿病など）があげられることが多いのに対し，慢性病と表現するときには，疾患名を特定しないこともあるため，病気をもつ人の体験を含んだ，より広い概念として用いられます．

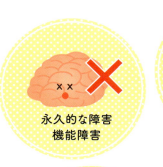
永久的な障害
機能障害

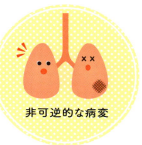
非可逆的な病変

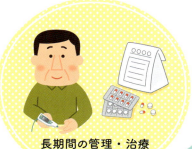
長期間の管理・治療

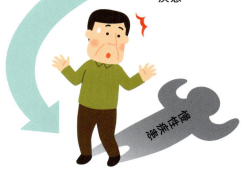
完治が難しく
経過の長い
疾患

HIV：human immunodeficiency virus，ヒト免疫不全ウイルス
AIDS：acquired immune deficiency syndrome，後天性免疫不全症候群

2 慢性疾患の特徴は？

慢性疾患は，子どもから高齢者まで年齢を問わず発症し，症状，経過，治療はさまざまです．

● 症状

慢性疾患の中には，外から見てはっきりわかる症状や障害を引き起こすものもあれば，外見からはわかりにくい，身体の内部に隠れた機能障害を引き起こすものもあります．いくつかの疾患を重複している場合も少なくありません．

慢性疾患の多くは，一時的に症状を緩和するのにも，かなりの努力が必要で，患者さんは生活を変えなければなりません．

● 治療の特徴

治療の基本は，患者さんが主体的にセルフケアを行うことにより，症状をコントロールすることです．治療や療養法で大きく分けると，以下のようなものがあります．

> ①日常生活のなかで食事療法，運動療法，薬物療法などが必要な慢性疾患
> 　例）糖尿病，高血圧症
>
> ②日常生活のなかでリハビリテーションや装具・補助具および他者の手助けが必要な慢性疾患
> 　例）脊髄損傷，脳血管疾患で身体機能に障害をきたした場合
>
> ③生命維持のために医療機器の継続的な使用が必要な慢性疾患
> 　例）慢性腎不全で人工透析を受ける場合，慢性呼吸不全で在宅酸素療法を受ける場合

いずれの場合も生涯にわたりその病気とつきあいながら生活をしなければならないため，治療に終わりはありません．**日常生活と関連した治療法（食事療法，運動療法，薬物療法など）**を行うことが多く，症状をコントロールするためには，生きているかぎり**長期にわたるセルフケア**を続けなければなりません．

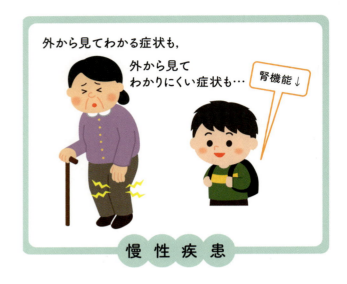

慢性疾患

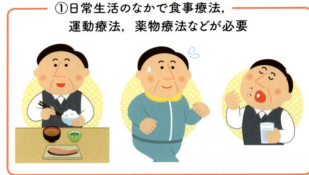

①日常生活のなかで食事療法，運動療法，薬物療法などが必要

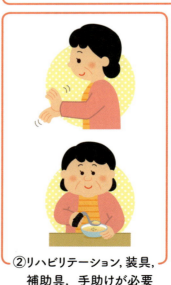

②リハビリテーション，装具，補助具，手助けが必要

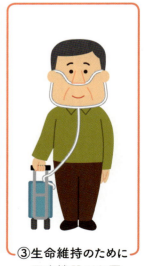

③生命維持のために医療機器が必要

セルフケアにより症状がコントロールされていれば，仕事や家庭での社会的役割を果たしながら日常生活を送ることができます．

一方，治療の効果として劇的な変化がみられないことも特徴の1つです．病気の進行やセルフケアの不足などにより，症状が悪化したり合併症を引き起こしたり，重複した疾患の場合は，入院による治療や身体侵襲のある治療が必要となります．

慢性疾患は完治が困難なため，治療は長期化します．そのため，**多くの費用がかかる**ということも特徴の1つです．

さらに，患者さんの置かれている状況が複雑になると，多職種によるチーム医療や，保健医療福祉の連携も必要になります．

経過

慢性疾患のなかには，以下のような経過をたどる疾患があります．

---

①罹患しても初期には自覚症状があまりなく，徐々に重症化し深刻な合併症を引き起こす疾患
　例）糖尿病，高血圧症

②寛解と再燃を繰り返しながら機能障害を引き起こす疾患
　例）膠原病，慢性呼吸器疾患

③進行に伴って身体の運動機能が衰え生命の危機を引き起こす疾患
　例）神経難病（ALS，重症筋無力症）

④なんらかのイベントや疾患により長期的に不具合を生じる疾患
　例）がん，脳血管疾患，虚血性心疾患

つまり，慢性疾患は，完治が難しいため治療の経過が長くなり，生涯にわたりその疾患とつきあいながら生活をしなければなりません．そのため，患者さんは，慢性疾患の治療とその人の過ごしたい生活に折り合いをつけながら，人生を歩むことになります．

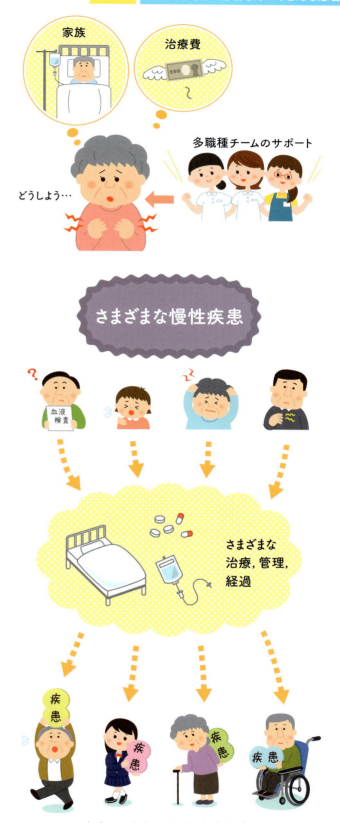

疾患とつきあいながら人生を歩む

ALS：amyotrophic lateral sclerosis，筋萎縮性側索硬化症

3 慢性疾患は患者さんにどんな影響を与える?

身体面

慢性疾患は，身体の永久的な障害や機能障害などがあるため，さまざまな症状や身体的な苦痛が生じます．

また，同じ疾患であっても，患者さんが自覚する症状の程度や身体的苦痛や不快感は異なり，日常生活上の制限もさまざまです．

例①

関節リウマチにより手足の指や手首の関節が慢性的に腫れて日常生活上の制限が生じ，食事・排泄・清潔などのセルフケアを患者さん自身で行うことができなくなる．

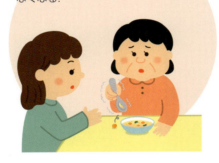

例②

糖尿病でインスリン療法を行っている患者さんは，食事の制限に加え，食事の前に自己血糖測定やインスリンの自己注射を行う必要がある．

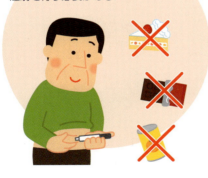

例③

心不全の患者さんや慢性腎臓病の患者さんは，心臓や腎臓に負担をかけるような活動ができなくなり，食事の制限も必要になる．

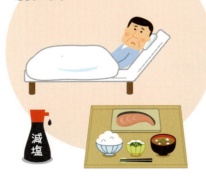

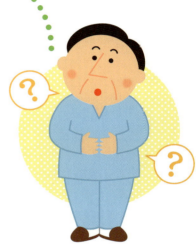

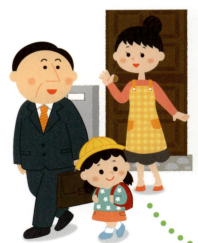

心理面

慢性疾患をもつ患者さんも，病気になるまでは自分の思い通りの生活を送っていました．それが，慢性疾患と診断されたことで，疾患や障害をもつ自分を新たな自分として受容しながら生活をしていかなければならなくなります．

慢性疾患と診断されると，仕事や家庭での役割などなんらかの**喪失**を想像し，衝撃を受け不安やパニック（**危機状態**）におちいり，「なぜ，私が」という怒りや悲しみが生じます．

患者さんは，このような感情にうまく対応し，自分なりに病気を受け止めなければなりません．このプロセスを**受容**（acceptance／アクセプタンス）とか**適応**（adaptation／アダプテーション）といいます．

慢性疾患をもつ人の症状や障害は動的であるため，その人のセルフケアの良否に影響を受けます．また，病気を受容しても，病状や障害が変化するたびに，それによる限界を受け入れ，生活の修正が求められることになります．

慢性疾患をもつ患者さんは，生涯にわたり日常生活の中でセルフケアを継続することになりますが，セルフケアを継続することそのものに「ひとりでは続けられそうにない」「なぜ，自分だけが…」という苦悩や心理的負担感を感じがちです．

加えて，患者さんが努力してセルフケアを行っても治療の効果として症状や検査値に劇的な変化がみられないため，改善しないことが続くと，セルフケアをあきらめたり，治療の継続を中断したりする患者さんもいます．

> **喪失**
> その人が持っている何かが奪われる状態，またはなくなった状態．危機をもたらす喪失は，愛情の喪失，性役割の喪失，自己概念の喪失など．

> **危機状態**
> 不安の強度な状態で，喪失に対する脅威あるいは喪失に直面して，それに対する自分の対処のレパートリーが不十分で，すぐ使える方法を持っていないときに体験する．(Caplan, G., 1970)

【病気の受容過程】
病気の受容は身体的変化が先行し，心理社会的変化が追随する．身体的変化と心理社会的変化が不一致のときに葛藤が生じる．

	病気の受容過程	援助のポイント
移行期	病気を軽いと否定し日常生活を続け病態を悪化させたり，身体の異常に不安を持ち回復の意欲を失ったりすることがある	病気であることをありのままに受け入れられるように援助する
受容期	自分の身体機能に強い関心を示すようになる 病気を受容していると心身は安定	学習ニーズを把握して必要なセルフケアが行えるように援助する
回復期	今後の療養生活と自分自身のセルフケア能力にギャップを感じていることが多い	自己の役割の変化や限界を受容し，ライフスタイルを修正できるよう援助する

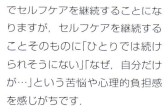
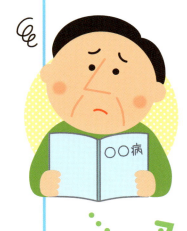

社会面

慢性疾患をもつ患者さんは，日常生活で長期的な食事療法，運動療法，薬物療法などのセルフケアやリハビリテーションや，装具・補助具および他者の手助けや医療機器の継続的な使用が必要であったりします．これらは，**患者さんの日常生活や仕事や結婚などのライフイベントや社会生活に制約をもたらします**．

患者さんだけでなく**患者さんの生活を支える役割を担う家族の生活にも影響を及ぼし**，ときに役割を変更しなければならなくなります．さらに，**長期治療に伴う出費の増大**など経済的な負担も患者さんとその家族に降りかかってきます．

また，慢性疾患に関する社会の理解不足や，一部の情報のみが強調され社会的偏見が生じることなどにより，慢性疾患と診断された患者さんとその家族は翻弄されます．

4 慢性疾患看護に必要な視点って？

❓ 患者さんはどのような支援を必要としているの？

　慢性疾患と診断された患者さんは，疾患や障害によるさまざまな症状をもつ自分を新たな自分として受容し，**治療と自分の送りたい生活に折り合いをつけながら人生を歩む**ことになります．

　そのため看護者は，治療と生活に折り合いをつけるためにはどうすればよいのか，どうすれば病気とうまくつきあいながら生活できるかを患者さんと一緒に考えていく必要があります．

　一緒に考えていくためには，患者さんの疾患や治療のことを把握するだけでなく，**患者さんのこれまでの生活とこれから送りたい生活，生活するうえでどうしても譲れないこと（価値観や生活信条）**などを把握しておくことが大切です．

　そのためには，日頃から患者さんの話に耳を傾けて患者さんとコミュニケーションをとり，**パートナーとして信頼される存在**になることが必要です．パートナーとして信頼されることで，日常生活を送るうえでどのような障害に直面し，どのような思いを抱いているのか，患者さんが少しずつ語りだすようになります．

　まず患者さんの話を聞くこと，そのうえで，患者さんが病気とうまくつきあうことに納得し，それが長続きするように，パートナーとして，患者さんのニーズに応じた支援をしていくことが必要です．

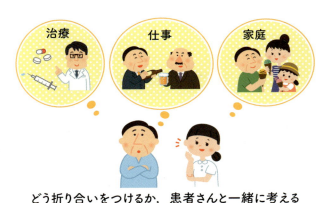

どう折り合いをつけるか，患者さんと一緒に考える

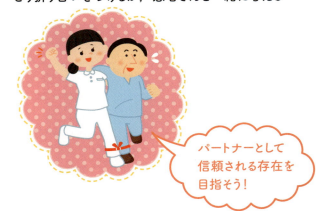

パートナーとして信頼される存在を目指そう！

❓ 患者さんや家族から得るべき情報ってなんだろう？

　まず，患者さんがどのように病気を受け入れているか，どのくらい病気や治療について理解しているかを把握しましょう．

　実習初日の場合は，カルテから患者さんの主訴，疾患，治療の経過，入院の目的を情報収集しましょう．いきなりカルテを見てもよくわからないという場合は，まず患者さんにこれまでの病気の経過を語ってもらいましょう．病気の経過がわかりやすいだけでなく，その病気を患者さんがどのように受け止めているかもわかるため，おすすめです．その後で，カルテを見ると理解がしやすくなります．

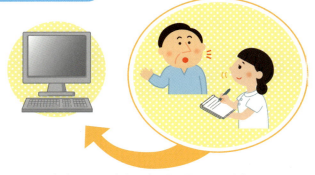

患者さんに病気の経過を語ってもらうとカルテの情報が理解しやすくなる！

Part 1 慢性疾患をもつ患者さんってどんな患者さん？

次に大切なのが，患者さんの入院前の生活を知ることです．どのような生活をしていたのか聞いてみましょう．病気になったことで，入院前の生活を修正しなければならない場合もあるため，その際のヒントにつながります．

翌日からは，朝の申し送りへ参加し，夜間や週末など，みなさんが不在時の受け持ち患者さんの状態を把握し，その日の患者さんの状況に合わせて，その日の行動計画を修正しましょう．少し早めに病棟に行って，カルテから患者さんの状態を情報収集しておくこともおすすめです．

申し送りやカルテから患者さんの状態を把握するときのポイントは，以下のとおりです．

- 病気の受け入れ
- 病気や治療の理解度
- 入院前の生活
- 疾患の回復状況
- 看護師さんが行っているケアの実施状況
- 日常生活動作のなかでどの動作が自立していて，どの動作に援助が必要か
- 前日と比べて自立や援助の程度に変化があるか

疾患の回復状況については，症状の有無や程度を患者さんのS情報として得ることも大切ですが，その疾患の重症度を示す検査データとフィジカルアセスメントの結果とあわせて判断していきましょう．

また，2〜3日して実習環境に慣れてきたら，患者さんの病状や回復の程度がどうであれば退院できるのか，退院後の生活の場がどこになるのかも，実習指導者などから情報を得ておきましょう．

同時に，患者さんが生活するうえでどうしても譲れないこと（価値観や生活信条）を少しずつ把握していきましょう．

こうした情報を得るためには，初日から誠実さが感じられる身だしなみをして，患者さんとのコミュニケーションでは，言葉遣いに注意をしましょう．

日頃の積み重ねが，信頼される存在への近道になります．信頼される存在になることで，患者さんや患者さんの家族から，病気になったことでつらいことや困っていること，直面している障害や抱いている思いを語ってもらえるようになるでしょう．

■情報収集のポイントまとめ

● どうやって情報を得る？ ●

- 患者さんに聞く
- カルテを見る
- 朝の申し送りに参加する
- 指導者に聞く
- フィジカルアセスメント

● どんな情報が必要？ ●

- 病気の受け入れ
- 病気や治療の理解度
- 入院前の生活
- 患者さんの入院前の生活
- 夜間や週末の患者さんの様子
- 疾患の回復状況
- 看護師さんが行っているケアの実施状況
- 日常生活動作のなかでどの動作が自立していて，どの動作に援助が必要か
- 前日と比べて自立や援助の程度に変化があるか
- どうすれば退院できるか
- 退院後の生活の場

Part2では，慢性疾患をもつ患者さんとのコミュニケーションを，具体的に解説していきます！

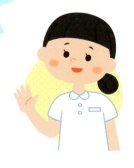

Part 2 慢性疾患をもつ患者さんとどうコミュニケーションをとる？

慢性疾患をもつ患者さんとのコミュニケーションに困難を感じるのは，多くの場合，「患者さんが話してくれない」ことではないでしょうか？　Part2では，患者さんにさまざまなことを話してもらうためのコミュニケーションのポイントについて，事例をあげて解説していきます．

慢性疾患をもつ患者さんとのコミュニケーションのポイント

事例1 腎機能が低下し透析予防のため外来で指導を受けることになった糖尿病の患者さん
　①「あいうえお」で信頼関係を築こう！
　②患者さんに関心をもとう！
　③タイミングを見極めよう！

事例2 関節リウマチの治療で入院した患者さん
　④何をしようとしているのかを明確に伝えよう！
　⑤言葉以外のコミュニケーションを活用しよう！

事例3 喉頭がんの再発で入院し初めて放射線療法を受ける患者さん
　⑥わかりやすい言葉で伝えよう！
　⑦感謝の気持ちを表現しよう！

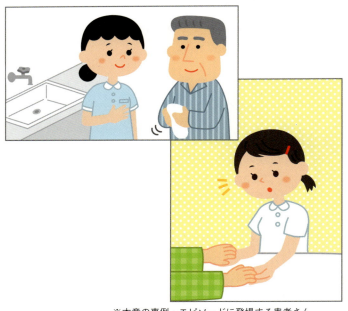

※本章の事例・エピソードに登場する患者さん，看護師，看護学生はすべて仮名です．

Part 2　慢性疾患をもつ患者さんとどうコミュニケーションをとる？

Part2で学んでいくこと

Part1では，慢性疾患をもつ患者さんは，日々努力してセルフケアを行っても，治療効果として，症状や検査値に劇的な変化が得られないことをお話ししました．

そうした状況が続くと患者さんは，セルフケアをあきらめたり，医療者からの何気ない言葉で傷ついたりということを経験します．その結果，心を閉ざしてしまい，自らのことを話さなくなってしまうことも少なくありません．

慢性疾患をもつ患者さんとのコミュニケーションに困難を感じるのは，多くの場合，このように患者さんが「話してくれない」ことではないでしょうか．

そこで本章では，患者さんにさまざまなことを話してもらうためのコミュニケーションのポイントについて，事例をあげながら紹介します．

まず確認！　好印象をもってもらうには，どうしたらいい？

実習のオリエンテーションでよく，学生にこう尋ねます．
「初対面で患者さんに好印象をもってもらうためには，どのようなことを心がければよいでしょうか？」
おもに，以下の2つが考えられます．

●落ち着いた，清楚な身だしなみ

身だしなみ次第で，患者さんに与える印象はかなり変わってきます．チェックするポイントは，ユニフォーム，靴下，シューズなどの服装は，シワや汚れのない清潔感のあるものを着用し，髪の毛の色，前髪，髪の毛のまとめ方を含めた髪型は，落ち着いて清楚な印象のあるスタイルを心がけましょう．

つけまつげやマニキュア，アクセサリーなどはつけないようにし，化粧はナチュラルで健康的に見える程度にします．また，カラーコンタクトや派手な眼鏡も避けましょう．清楚さを意識しながら，身だしなみを整えれば，患者さんの信頼感にもつながります．

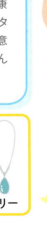

●誠実な態度と笑顔

時間にルーズだと，努力して築き上げた信頼関係が崩れてしまいます．これは，患者さんとの関係だけでなく医療チームにおいても言えることです．時間管理が苦手な人は，5分前行動を意識して，患者さんやチームの仲間を待たせないようにしましょう．

また，笑顔が大切であることは先にも述べましたが，笑顔に加え，ハキハキとした受け答えを心がけましょう．誠実さを伝えるためには，どちらも非常に大切です．

 つけまつげ
 マニキュア禁止!!
 アクセサリー
 5分前行動！
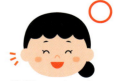 笑顔でハキハキと

事例1 腎機能が低下し透析予防のため外来で指導を受けることになった糖尿病の患者さん

増田さん，男性56歳，糖尿病，HbA1c 7.6％，尿タンパク（＋），インスリンを導入し，自己血糖測定（SMBG）を実施している．飲食店を数軒経営．お酒と甘いものが好き．毎晩お酒を飲んでおり，酔いつぶれて寝ることも多い．

　増田さん，こんにちは．[1] 看護師の森です．初めまして．

　こんにちは．よろしく．

　増田さんの病気について，これまでの経過をお話しいただけますか？

　先生（医師）から，腎臓が悪くなって，（晩酌を）やめないと…このままだと透析をしないといけないと言われました．（晩酌を）やめるように何度も言われている．こんなこと言っても仕方ないんだけどね．自分なりに努力はしているけど…．（晩酌を）やめたほうがいいのはわかるけど，仕事のことでいろいろとあって….

　それは，このまま晩酌を続けていると，腎臓の機能が落ちて透析するようになるかもしれないという説明を受けたということでしょうか．[1]

　そうそう！　それが言いたかったんだ．ちょっと緊張しているから….

　増田さんが晩酌をされていることは，お仕事と関係があるのですね．もう少しくわしくお話ししていただけないでしょうか．

増田さんは，お仕事の悩みや，晩酌をしてしまうときの気持ちについてお話ししてくれました．看護師はうなずきながら，笑顔で増田さんの話を最後まで聞きました．[1]

　こんなに話したのは久しぶりだよ．すまなかったね，忙しいのに．前にかかっていた病院でもみんなにダメダメだって言われて，透析の設備があるこの病院を紹介されてね．

　ダメって言われたんですね．それはおつらかったですね．[2]

　本当に…正直どうしようかと思っていたところなんだ．

増田さんの話から，仕事中の食事は，菓子パンやラーメンなどで簡単に済ませることが多く，時間も不規則であったことがわかりました．そして，そのために仕事中，とくに午後に低血糖を起こすことが多かったといいます．また，夜は晩酌で食事摂取量も少なかったということです．

増田さんは飲酒により血糖コントロールを乱していることをわかっているようでしたが，仕事上のストレスも多いということがわかったため，看護師は，晩酌については触れず，食事内容の見直しについて指導を始めることにしました．

〈数日後〉

　血糖値が悪くならないように，自分で気をつけていきたいんだけど…

　では，どんなときに血糖値が変動するかご存じですか？[3]

　実は，よくわからないんだ．

　お酒には血糖値を上げる作用があります．それに，お酒を飲むと，ついおつまみを食べ過ぎたりしますよね．
あと，お酒を飲むと，肝臓ではアルコールの分解が優先されるので，血糖値の調節があと回しになって，低血糖になる場合があります．増田さんのように血糖を下げるお薬を使っている方は，低血糖を起こしやすいんですよ．
負担にならない程度でいいのですが，ご自分で血糖値をチェックしてみませんか？

　わかった．1か月やってみるよ！（納得した表情）

〈次回受診時〉

　（お酒を）飲まなかったら（空腹時の）血糖がかなり落ち着いたよ．

増田さんは飲酒による血糖変動について認識でき，晩酌の量も減って，休肝日を作れるようになりました．

SMBG：self-monitoring of blood glucose，自己血糖測定

● コミュニケーションのポイント

1 「あいうえお」[4] で信頼関係を築こう！

　信頼関係を築く「あいうえお」としてわかりやすくまとめたものがあるので紹介します．患者さんや家族とのコミュニケーションが上手な人は，初対面のときから次の「あいうえお」を自然に行っています．

あ　挨拶

　「こんにちは」「おはようございます」という挨拶は，「他人に対して尊敬や親愛の気持ちを表す動作，言葉，文面などを意味する」[1] とあるように，「私はあなたに害を与えません」「よい関係を築いていきたい」という気持ちを表すことができます．

　元気な挨拶を心がけることで，患者さんだけでなく，学校や職場の仲間とも良好なコミュニケーションがとれるようになるでしょう．

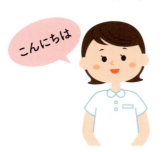

い　言い換え

　慢性疾患をもつ患者さんは，仕事や家庭での役割など，なんらかの喪失を想像し，衝撃を受け不安や危機状態におちいり，「なぜ，私が」という怒りや悲しみが生じやすいため，話している内容はまとまっていないことが少なくありません．患者さんが話した言葉を違う言葉で言い換えることにより，患者さんの頭の中を整理することにもつながります．

　そして患者さんは，「この人は自分の話を聴いて，理解している」と感じるようになります．

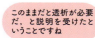

う　うなずき

　話し手が聴き手に与える印象の大きさは，ボディランゲージともいえる視覚情報が55％，声のトーンが38％，言葉そのものは7％である[2] といわれています．また，言葉によって伝えられるメッセージは全体の35％であって，残りの65％は，話しぶり，動作，ジェスチャー，間の取り方など言葉以外の手段によるものである[3] という報告もあります．

　たとえば，「わかった，賛成する」という意味を相手に示すため首を縦に振る「うなずき」という動作には，「あなたの話を聴いています」というサインが含まれています．相手の話に合った効果的なうなずきや相づちは，話にリズムを作り，相手がどんどん話してくれるようになる効果がある[4] といわれています．

　つまり，効果的なうなずきは「聴き上手」への近道といえます．

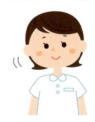

え　笑顔

　うなずきでも述べましたが，視覚情報がその人に与える印象は大きいということからも，対人関係ではとくに笑顔は有効です．笑顔でいたほうが好感を持たれますし，笑顔を示すだけで，患者さんに「あなたの味方ですよ」ということを強く印象づけることができます．

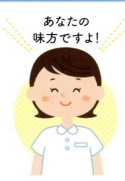

お　オウム返し

　患者さんと毎回まったく同じ言葉を使っていると，その会話は不自然になってしまいます．ここでいうオウム返しとは，患者さんの言ったとおりに言い返すことではなく，患者さんの話の30〜50％ぐらいを拾ってそのまま返したり，患者さんの話した内容を，少しだけ言葉を変えて返したりして自然な形で繰り返すことです．

　そうすることで，患者さんは「自分の話を聴いてもらっている」と感じることができます．

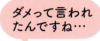
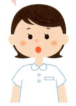

2　患者さんに関心をもとう！

2007年頃に話題になった若者言葉に，「KY（空気が 読めない）」があります．周りの雰囲気を感じ取れず，自分本位の発言をする人などは，「KY」と言われるのです．

私たちが患者さんとコミュニケーションをとるときも，「KY」な発言をしてしまうことがあります．たとえば，情報収集に焦るあまり，そのタイミングで話さなくていいようなことを話してしまったり，患者さんの気に障ることだと気づかず余計なことを言ってしまったり…．そうすると，患者さんが急に不機嫌になってしまったり，大きな声を出したりすることがあります．まさに「口は災いのもと」です．

筆者も新人看護師のころ，このような経験をしました．これは，その場の雰囲気，つまり，**患者さんの置かれている状況が掴めなかったために，判断を誤ってしまった結果**です．

筆者は，実習でコミュニケーションにいきづまっている学生さんには，「**患者さんに関心をもってみて**」と指導をします．たとえば，患者さんに何か話すときに，「**このことを話したら，患者さんはどう思うか？**」と考える習慣をつけましょう．これが難しければ，「**もし自分がこの話をこのタイミングで言われたらどんな気持ちになるか？**」と考えてもいいかもしれません．

患者さんに関心をもち，状況を判断する能力は，個人差はありますが，意識していれば少しずつ培われていきます．

また，空気を読むのがどうしても苦手で，不用意なことを言ってしまう人は，「何か話さなくては」という考えを断ち切り，「**患者さんに話してもらって，自分は聞き役に徹する**」ことを意識するとよいと思います．

繰り返しになりますが，うなずいたり，あいづちを打ったりして，患者さんの話すことに関心をもち，みなさん自身のことだと思って聞くようにしましょう．

聞き役に徹することで，患者さんの話から患者さんのニーズだけでなく，患者さんの生活の様子や，病気の受け入れ状況，疾患や治療の理解度などをうまく引き出すことができます．これによって，患者さんに合った質の高い看護や医療を提供することができます．

"オープンクエスチョン"を活用して，患者さんの話から必要な情報を引き出してみましょう．

● オープンクエスチョン

制約を設けず相手に自由に答えてもらう質問の仕方．相手からより多くの情報を引き出したい場面で有効．

「5W1H」=「when（いつ）where（どこで）who（誰）what（何）why（なぜ）how（どうやって）」の6つの疑問符を使った質問．

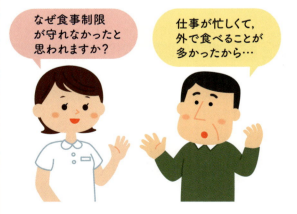

● クローズドクエスチョン

回答範囲を限定した質問の仕方．相手の考えや事実を明確にしたい場面などで有効．

相手が「はい，いいえ」または「AかBか」の択一で答えられるような質問．

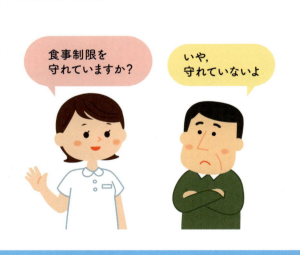

3 タイミングを見極めよう!

　増田さんは，前の病院で「みんなにダメだダメだって言われて」いたということでした．そこで看護師は，「できないこと」を責めるのではなく，食事内容の見直しについて指導を始めることにしました．

　そんなとき，増田さんが自ら血糖の話をしたという行動は，病気の受容過程(p.35参照)でいうと，**自分の身体機能に関心を示すようになる"受容期"**ととらえることができます．

　受容期の援助のポイントは，**学習ニーズを把握して必要なセルフケアが行えるよう援助すること**です．

　看護師は，このタイミングを見極めたうえで「どんなときに血糖値が変動するかご存じですか？」とオープンクエスチョンで尋ねました．すると増田さんは，「実は，よくわからないんだ」と答えたので，学習ニーズがあると判断し，飲酒が血糖に及ぼす影響と肝臓の働きを説明したのち，負担にならない範囲での自己血糖測定を提案しました．

　成人の学習への動機づけは，内的動機づけが中心です．つまり，学習をするには，それにふさわしい時期があり，学習者自身から学習への動機づけが生じて，学習活動に向かいます．このような考え方を，**アンドラゴジー (Andragogy)** [6]といい，わかりやすくいうと，「**学びたいことを学びたい方法で学ぶ**」ということです．

　この視点からも，増田さんが血糖の話をしたという行動は，学習への内的動機づけができていると判断できます．

　このように，円滑にコミュニケーションを取ることと理論を活用することで，患者さんにとって，よいタイミングで指導を行うことができるようになります．

■ **アンドラゴジー (Andragogy：成人教育学)** [6]

> (1) 自己決定性が増大するため自分の意思に基づく主体的な学習が方向づけられる
> (2) 学習者が積み重ねてきた経験が学習の豊かな資源になる
> (3) 学びへの準備状態（レディネス）：ある学習をするには学習へのレディネスが整ってから
> (4) 学びへの方向づけ：現実社会の問題や課題の対処に必要なときに学ぶ必要がある
> (5) 学習への動機づけ：内的動機づけが中心

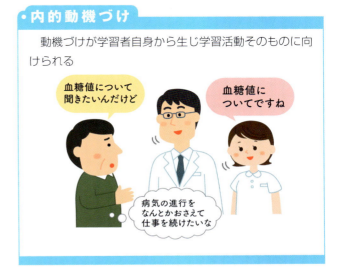

事例2 関節リウマチの治療で入院した患者さん

　林さん，女性47歳，関節リウマチ（7年前に診断），高血圧，左膝関節に拘縮と痛みがあり，症状が悪化したため入院．専業主婦．夫と娘（9歳）の3人家族．
　入院時の記録には，「娘のためにもがんばります」と記載されていたが，治療の効果が得られないためか，昨夜の記録には37.8℃の発熱があったことや「何でこんなになっちゃったんだろ．関節がこんなに変形してしまって．死にたい」という発言や，話をしようとすると身構える様子があったと書かれていた．

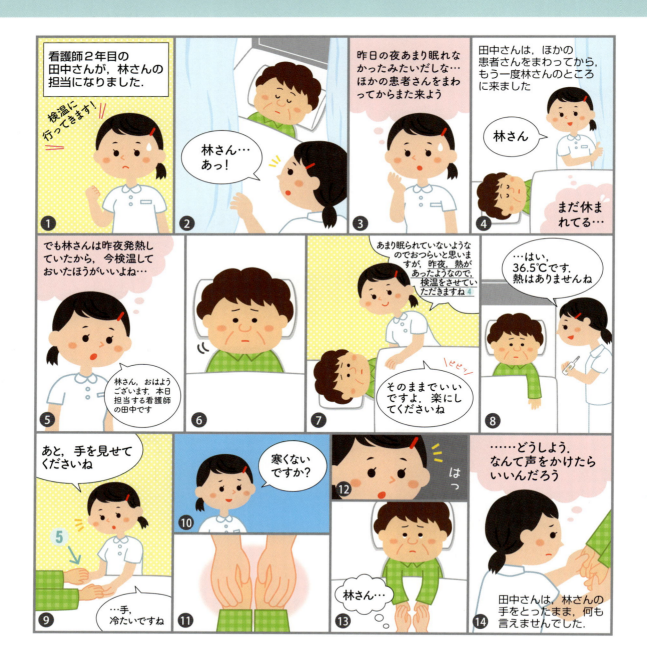

●コミュニケーションのポイント

4 何をしようとしているのかを明確に伝えよう!

　看護記録に患者さんのネガティブな発言が記載されていると，どのようにかかわっていけばよいか，不安になることもしばしばです．勇気を振り絞ってベッドサイドに向かっても，事例のように休んでいたり，患者さんが不在だったり，家族が面会に来ていたりして，どのタイミングで検温すればよいか判断に困ることも少なくありません．

　タイミングを逃してしまい検温ができないと，患者さん，そしてほかの看護師にも迷惑をかけることになったり，実習生では，教員・指導者から注意を受けたりする場合もあります．時間に余裕がある場合は，事例で看護師が最初に取った行動のように一呼吸おいて，再チャレンジするとよいでしょう．

　時間に余裕がない場合は，**患者さんに対してどのような考えをもっていて，何をしようとしているのかを明確に伝える**必要があります．患者さんに何をしようとしているのかを明確に伝えず，何度も訪室していると，患者さんにストレスを与えてしまいます．

　また，何をしようとしているのかを明確に伝えれば，患者さんを尊重していることも伝わるはずです．

　どんな考えで何をしようとしているのかを伝えること，患者さんの思いを尊重し受け止めていることを言葉にして伝えることは，慢性疾患をもつ人とのコミュニケーションにおいてとても大切なことです．

5 言葉以外のコミュニケーションを活用しよう!

　事例1（p.40）で，話し手が聴き手に与える印象の大きさについて解説しましたが，患者さんの言葉以外の部分に着目すると，いろいろなことがみえてきます．

　事例では，林さんの言葉は聞かれていませんが，林さんが何も話さないことから，林さんが話したくないと思っていることが感じられます．また，林さんが目に涙を浮かべたことで，何かつらい気持ちを抱えているということが伝わってきます．

　患者さんとのコミュニケーションでは，患者さんの話した言葉だけにとらわれるのではなく，**非言語的コミュニケーション**も活用していくことが大切です．

　非言語的コミュニケーションには，身体的特徴，ボディランゲージなどの身体伝達行動と，事例でも行った，手を握るといった接触行動などがあります．

　このように手を握ったり，肩などにやさしく手を置いたりすることを「タッチ」と呼びます．タッチの効果として，**不安の緩和**や**リラクセーションの促進**，**興奮の沈静化**，**勇気づけ**，**コミュニケーションの促進**などがある[7]と言われています．

　ただし，患者さんによっては不快感を抱く場合もあるので，患者さんの表情や態度を観察しながら用いる必要があります．

エピソード

　筆者が実習指導をしていたときに，学生の鈴木さんが60歳代の糖尿病をもつ佐藤さんを受け持ちました．教育入院をしていましたが，空腹時血糖値がなかなか改善されませんでした．

　月曜日の朝，鈴木さんが土日の食事摂取量を聞きに行くところに同行しました．すると佐藤さんは「おいしくないけど我慢して病院食を食べているよ」と言いました．しかし，筆者は佐藤さんの話し方に違和感を覚えたため，カンファレンス室に戻った学生の鈴木さんに「佐藤さん，何か間食をしているかも知れないから，環境整備のときに，冷蔵庫のなかとかゴミ箱をさりげなく確認してみてね」と伝えました．すると鈴木さんは「先生は，佐藤さんのこと疑うんですか！　間食はしていないって言ってるんです！」と訴えました．筆者は，「佐藤さんを信じる気持ちもわかるけど，さっきの佐藤さんは，落ち着きがなくそわそわしていたでしょう？　言葉だけではなく，表情や話し方などからもアセスメントしないとね」と鈴木さんに言いました．

　その日の午後，カンファレンス室で実習記録を見ていると，鈴木さんが，「先生，やっぱり佐藤さん，間食をしていました．佐藤さんと一緒にゴミを片づけていたら，牛丼を食べた容器が出てきて，"夜お腹すいたから食べたんだよね"と佐藤さんが話してくれました」と言いました．

　このエピソードからも言葉以外のコミュニケーションを理解いただけると思います．

　また，ここで鈴木さんが素晴らしかったのは，佐藤さんの間食をみつけてしまったときにも，佐藤さんを責めることなく，いつもと同じ態度で接したことです．

事例 3 　喉頭がんの再発で入院し初めて放射線療法を受ける患者さん

山田さん，男性64歳，喉頭がんの再発で放射線療法と化学療法目的で入院．妻と2人暮らし．
看護記録によると，山田さんは，手洗い・うがいや口腔ケアなどをあまり行っておらず，感染予防行動が取れていなかったとのこと．

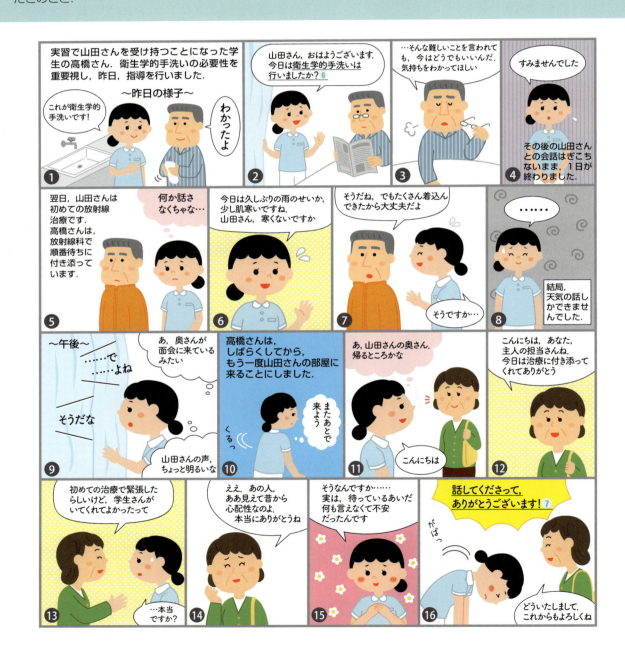

●コミュニケーションのポイント

6 わかりやすい言葉で伝えよう！

　専門用語を用いず，患者さんが理解しやすい言葉を用いて伝えましょう．そうすることで，患者さんは「この人はわかりやすい説明をしてくれる人だ」という印象を抱きます．患者さんにわかりやすい言葉を使って話そうとする工夫が，患者さんとのコミュニケーションを円滑にします．

　また，**ありがちなのが，「説明したからできる」と思い込むこと**です．教えたことを，教わった側がすべてよく理解したと勘違いする「教授錯覚」ともよびます．つまり，みなさんが指導に費やした時間分の"見返り"を患者さんに求めてしまうと，一方的なコミュニケーションとなり，効果的な指導にいたりません．

　「指導したこと」よりも患者さんが「学んだこと」が重要なので，患者さんにとってわかりやすい適切な援助方法を考えて実施しましょう．

　そのためには，指導する内容をまず自分自身が理解しておくこと，「看護師さんによって言うことが違う」と言われることがないように，説明する内容を統一することに注意しましょう．

7 感謝の気持ちを表現しよう！

　「ありがとう」と言葉にして感謝の気持ちを伝えると，患者さんや家族の心にも同じように波及していきます．**感情は，良くも悪くも周りに伝わるものです**．このような心配りにより，患者さんや家族だけでなく自分自身も気持ちよく過ごすことができます．とくに，少し苦手だなと感じる患者さんがいたら，あえて「ありがとう」を積極的に使ってみるのもよいかも知れないですね．

　一方で，患者さんが悲しみや怒りの感情を吐露したときには，患者さんに「それはつらかったですね」「心配なのですね」と声をかけつつ，それに自分も巻き込まれないために，患者さんと自分の感情を客観的に見ていくことが重要になります．悲しみや怒りなどの感情は，巻き込まれたり，引き過ぎてしまったり，距離の取り方が容易ではありません．そのためにも，**感情的にならないよう，客観的な，気持ちの余裕が大切**です．

　慢性疾患をもつ患者さんとのコミュニケーションを困難に感じるのは，その患者さんに合わせた対応ができていないからかもしれません．患者さんの話を聞くことは，もちろん大切です．それと同時に，**患者さんの置かれている状況，もしくは興味のあることなどを把握する観察能力や判断能力**も必要です．

　日頃の積み重ねが，信頼される存在への近道になります．信頼される存在になることで，患者さんや患者さんの家族から，病気になったことでつらいことや困っていること，直面している障害や抱いている思いを語ってもらえるようになるでしょう．

引用・参考文献
1）ブリタニカ国際大百科事典 小項目版 2014.
2）A.マレービアン著，西田司ほか訳：非言語コミュニケーション．聖文社，1986.
3）Birwhisttell, R. L.：Kinesics and context：Essays on body motion communication. University of Pennsylvania Press, 1970.
3）鯨岡栄一郎：医療・福祉の現場で使える『コミュニケーション術』実践講座．運動と医学の出版社，2012.
4）篠崎惠美子：看護コミュニケーション 基礎から学ぶスキルとトレーニング．医学書院，2015.
5）小松浩子：系統看護学講座 専門分野Ⅱ 成人看護学1 成人看護学総論. p.89, 医学書院，2014.
6）吉田澄恵ほか編：ナーシング・グラフィカ 成人看護学2 健康危機状況/セルフケアの再獲得．p.66, メディカ出版.

メモ

領域別コミュニケーション

老年看護学

Part 1 高齢者について理解しよう!

Part 2 実践! 高齢者とのコミュニケーション

Part 3 認知症の高齢者とのコミュニケーション

執筆　宮澤 真優美(Part1,2), 内田 陽子(Part3)
監修　内田 陽子

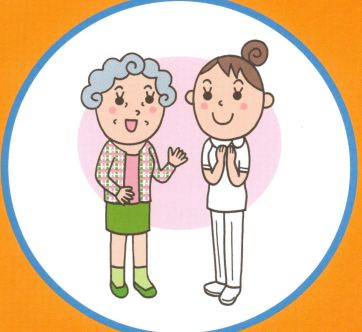

Illustration：リーカオ

Part 1

高齢者について理解しよう！

みなさんは今後，実習先や就職先でたくさんの高齢者と出会うことと思います．Part1では，コミュニケーションの第一歩として，相手を知ること，「高齢者とはどんな人なのか」について説明します．

高齢者を理解するためのポイント

- 「**老化**」って？
- 「**高齢者**」って？
- 高齢者は，**社会の中でどんな存在**？
- **歳を取る**ってどんなこと？
- 高齢者の**疾患・症状の特徴**は？
- 「**老い**」にどうやって**適応**していくの？
- 高齢者とどう**コミュニケーション**をとる？

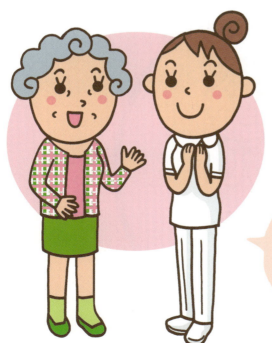

まずは相手を理解しよう！

相手のことがわかればコミュニケーションが楽しくなるはず！

高齢者の方から，たくさんの学びを得ることができます！

Part 1　高齢者について理解しよう！

「老化」って？

老化とは，加齢による不可逆的な（元に戻らない）心身の変化，細胞や器官の機能低下，恒常性の維持機能の低下をさします．

生理老化の4つの原則
1. **普遍性**……すべての人に起こる
2. **内在性**……遺伝的に組み込まれている
3. **進行性**……進行して元には戻らない
4. **有害性**……出現する現象・症状は害をもたらす

しかし，個人差がある…

「高齢者」って？

一般的に，世界保健機関（WHO）等の定義では，65歳以上の人をさします．65歳から74歳を「前期高齢者」，75歳から84歳を「後期高齢者」，85歳以上を「超高齢者」と区分します．

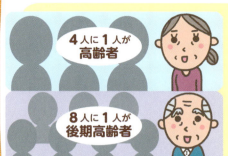

日本では，4人に1人が高齢者，8人に1人が後期高齢者と世界でも類を見ない超高齢社会に突入しています．国立社会保障・人口問題研究所によると，65歳以上の高齢者の割合は2024年に30％を突破し，2035年には33.4％になると予測されています．

高齢者の割合が急増！

高齢者は，社会の中でどんな存在？

寿命の延伸とライフサイクル

人の一生には，誕生から幼児期，児童期，青年期，壮年期，向老期，老年期と一連のサイクル（ライフサイクル）があります．

2015年の日本人の平均寿命は，男性80.79歳，女性87.05歳ですが，50年前の1965年は，男性67.74歳，女性72.92歳でした．それと比較すると，老年期はずいぶん長くなったといえます．

2013年の健康寿命（健康上の問題がない状態で日常生活を送れる期間のこと）は，男性71.19歳，女性74.21歳となっています．老年期には，元気に過ごしている人がいる一方で，寝たきりの人も大勢います．

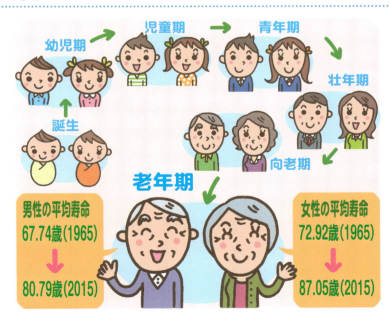

家族のかたちと高齢者

都市部への人口集中や，子どもが家を継ぎ・守るという価値観の薄れなどから，3世代家族（祖父母・父母・子どもなど）は減少し，核家族（夫婦のみ，父母と未婚の子ども）や一人暮らし世帯の割合が増えています．

65歳以上の高齢者のいる世帯は全体の約5割で，そのうち半数以上が「一人暮らし」・「夫婦のみ」です．現在の高齢者は，昔は大家族の中で育ち，今は夫婦のみや一人暮らしという人が多くなっています．

そのため，これまでの「介護は家族が主となり行うもの」という考え方では，たちまち介護力の不足におちいります．

近年，高齢者夫婦が互いに介護し合う老老介護や認知症高齢者同士による認認介護などの問題も発生しています．

また，未婚率の上昇によりたとえば未婚の息子が高齢の親を介護する世帯等が増えています．

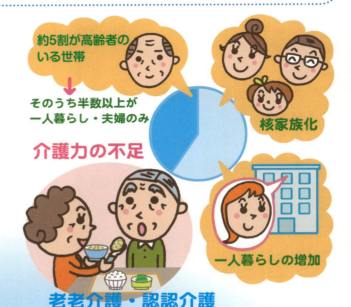

約5割が高齢者のいる世帯
↓
そのうち半数以上が一人暮らし・夫婦のみ

介護力の不足

核家族化

一人暮らしの増加

老老介護・認認介護

◆高齢者をとりまく社会

- ●家族構成員の変化
  （子どもの巣立ち・配偶者の死など）
  ・父・母，夫・妻としての役割の喪失，役割の変化
  ➡孤独・孤立，自己の存在意義を低く評価

- ●家族形態の変化
  （核家族化，独居世帯の増加など）
  ・介護力の減少
  ➡介護サービス（ヘルパー，デイサービスなど），地域の社会資源（公民館の講座，地域のボランティアなど）の活用

- ●おおよそ60代で社会的な引退（退職）
  ・経済的な変化（収入の減少）
  ・社会的な役割・地位の喪失
  ・外出機会の減少
  ➡生活，趣味や健康にかける時間はあるが，あまりお金をかけられない

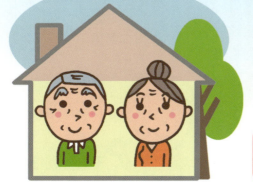

参考：年金（老齢基礎年金）
20歳～60歳までの40年間国民年金保険料を納めた人で
満額 **780,100円**
（1か月約65,000円）
（日本年金機構 2016年4月）

活動範囲の縮小，他者との交流の減少，役割の変化・喪失
▶**自尊心・意欲の低下など心理的な廃用**

Part 1 高齢者について理解しよう！

歳を取るってどんなこと？

加齢による身体の変化

➡…ケアのポイント

目
- ●視力低下，調整力の低下
  - ・近くや細かい字が読みにくい，光がまぶしい
  - ・色を識別しにくい（青と緑，黄色と赤など）
- ➡眼鏡の使用，照明の工夫
- ➡文字や図・絵が大きくはっきりと描かれている書物やパンフレットを選択
- ●暗順応の低下
  - ・暗い場所で見えにくい，照明を暗く感じる
  - ・涙の産生低下（ドライアイ），白内障や緑内障などの病気の増加
  - ・脳疾患後などによる半側空間失認
- ➡半側空間失認の場合は見える側からアプローチ

耳
- ●聴力の低下（感音性難聴）
  - ・とくに高音域から中音域が聞こえづらい
  - ・音が小さくて聞こえないのではなく，はっきり聞こえない，自分の声も聞こえにくい
  - ・耳鳴りが発生しやすい
- ➡聞こえやすい側から，低めの声でゆっくり・はっきりと

脳・神経系
- ●脳の重量減少，ニューロンの喪失，刺激伝達，速度の低下，末梢神経機能低下，自律神経系の機能低下
  - ・ストレスに対する抵抗が弱くなる
  - ・反応に時間がかかる
  - ・平衡感覚の障害
  - ・睡眠障害
- ➡相手のペースに合わせ，一度にたくさんのことを伝えない．起き上がり，立ち上がりはゆっくりと時間をかける
- ●脳の細胞死，異常タンパクの蓄積による認知障害・認知症

皮膚
- ●皮脂の減少，萎縮・菲薄化，弾力低下
  - ・乾燥しやすい，皮膚剥離・褥瘡など傷つきやすい
- ➡清潔ケア後，保湿
- ●老人性色素斑の増加
- ●体温調節機能の低下
  - ・発汗しにくく熱中症を起こしやすい，寒がりで厚着になる
- ●皮膚知覚の低下
  - ・温罨法などで低温熱傷を起こす
- ●爪は光沢がなく，厚くなる

口腔・咽頭
- ●咀嚼機能の低下（歯牙の脱落・欠損）
  - ・唾液分泌減少
- ➡義歯の装着，ゆっくり話す
- ●嚥下機能の低下
  - ・嚥下反射が遅れ，誤嚥しやすい
- ➡食事中の会話は控える
- ●味覚の低下
  - ・とくに塩味が低下し，味付けの濃い物を好む，食欲低下
- ●口渇感の低下
  - ・飲水量が減り，脱水になりやすい

消化器
- ●消化液の分泌低下，胃液酸度の低下
  - ・胃もたれ，食欲低下，消化不良，下痢⇒低栄養（やせ）
- ●蠕動運動低下，直腸肛門反射の低下・肛門括約筋の筋力低下（便秘傾向）
- ➡会話で食事や排便の状況を確認

呼吸器
- ●肺活量，1秒率の低下，肺残気量の増加
  - ・呼吸効率の低下
- ●気管粘膜の細胞数・線毛運動の低下，咳嗽反射低下
  - ・肺感染症（肺炎など）のリスクが高まる

筋・骨格，運動機能
- ●骨格筋の減少，筋の萎縮（上肢より下肢で起こりやすい）
  - ・体力・活動量の減少
- ●関節の拘縮・変形，軟骨の減少（変形性膝関節症など）
  - ・関節可動域の制限，痛み，円背（背中が曲がる）などの姿勢変化，身長短縮
- ➡長時間の同じ姿勢を避け，リラックスできるよう姿勢を調整
- ●骨量の低下，骨密度低下
  - ・転倒など少しの衝撃で骨折しやすい（大腿骨頸部骨折，椎体圧迫骨折など）
- ●手指の巧緻性低下
  - ・細かい作業が難しい
- ➡できる動作にあわせたレクリエーション

腎・泌尿器
- ●腎機能低下による薬物の代謝・排泄の遅延
  - ・薬物の副作用が出やすい
- ●排尿機能（蓄尿・尿排出）の低下
  - ・頻尿や尿失禁，排尿時間の延長，残尿⇒おむつや尿とりパッドの利用
- ➡事前にトイレ誘導をする，排尿のサインをキャッチする
- ●尿路感染症の増加

心臓・血管
- ●動脈硬化
  - ・収縮期血圧の上昇，拡張期血圧の低下
- ●心機能（ポンプ機能）の低下
  - ・下肢の浮腫，起立性低血圧，循環血漿量の減少，不整脈の出現
- ●造血機能の低下による貧血

生殖機能
- ●性ホルモンの分泌低下
- ●性器の萎縮

53

高齢者の精神的・心理的な特徴

➡ …ケアのポイント

- ●脳や身体の不調，生活歴等から，頑固，疑い深い，短気，保守的になる傾向がある
  ➡単純に「嫌な人」と判断せず，老化による変化として受け入れる
- ●人生経験から豊富な知識や技術を持つ
  ➡過去の経験や得意なことを話題にする
- ●病気を持ち，「死」に近づくため「生」への執着が強い
  ➡心身の不調や不安を受け止める
- ●身体的機能の低下やさまざまな喪失体験などから抑うつや周囲への関心・意欲が低下しやすい
  ➡残された機能でうまくできる方法を考える
  （例：山登りはできないけど，山の写真を眺める）

- ●戦争経験者などは，「もったいない」という思いから物を大切にする（物を溜め込む）
  ➡一緒に整理整頓や掃除をする
- ●過去を振り返る傾向
  ➡思い出話を聞く
- ●忍耐強く，症状を訴えないことがある
  ➡訴えを待つのではなく，積極的に声をかけ確認する

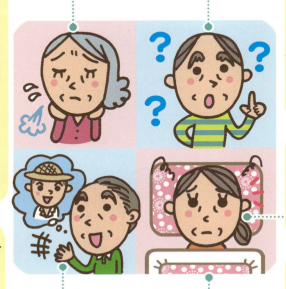

- ●流動性知能（記銘力，計算能力など）は徐々に低下
  ➡同じ内容を繰り返す話は，その人の核になることだと思い，耳を傾ける（「さっきも聞きました」などと対応しない）
- ●結晶性知能（判断力，総合力，言語能力）は維持されやすい
- ●環境変化への柔軟性の低下，新しい物事への適応に時間がかかる
  ➡名前や顔を忘れられていても，くよくよ悩まない，頻繁に声をかけ，なじみの関係を築く

- ●脳の疾患，脱水，栄養失調，感染症，薬剤の副作用をきっかけとしたせん妄（急に興奮する症状など）が起こりやすい
- ●睡眠では，入眠困難，就寝中の中途覚醒の増加，早朝覚醒，午睡などが起こりやすい
  ➡コミュニケーションの合間に休息を入れる

- ●時間の感覚の変化
  ・時間の流れをゆっくり感じる，過ごし方などの質を重視する
  ➡せかしたりしない．会話はなくても（沈黙でも），一緒に窓の外を眺めたり，折り紙をしたりすることも心地のよい時間となる

　老化により心身に現れる変化には，個人差があります．10代や20代で感じる体力や肌の状態などの個人差よりも，歳を重ねてからのほうが，体や心に現れる状態の差は大きくなります．

　40歳で「もう歳だな」と感じる人もいれば，80歳を超えていても「まだまだ体力の衰えなんて感じない」と話す人もいます．また，実年齢は80代でも，見た目年齢は60代といった若々しい高齢者にもたくさん出会うことがあります．

　そのため，「65歳以上」という年齢だからといって，「お年寄り」扱いをすることには注意が必要です．相手は，自分を年寄りだなんて感じていないかもしれません．

　また，学生のみなさんと高齢者の方との年代差は50年以上あり，価値観も大きく違います．互いに異次元の人たちのように感じることもあると思います．しかし，違う世界を知ることは，反面，楽しいことでもあります．

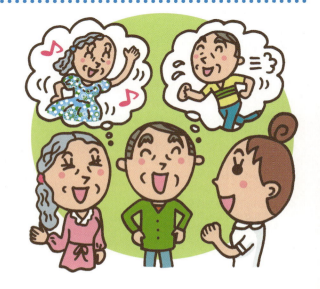

高齢者の疾患・症状の特徴は?

高齢者は症状をうまく訴えられないことも多いため，注意深い観察が必要となります．実習のときに「いつもと違う」と思ったら，必ず実習の指導者やスタッフに報告・確認しましょう．

◆高齢者の疾患にみられる特徴

1	慢性疾患が多い
2	1人で複数の臓器に複数の疾患を合併
3	症状や経過が非定型的（型にはまっていない）
4	短時間で重症化しやすい
5	個人差が大きい
6	薬の副作用が出現しやすい
7	治療で回復・全治しにくい，院内感染や廃用など新たな問題が起こりやすい
8	精神状態や家族・経済状況などに治療や予後が影響されやすい

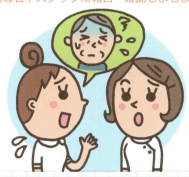

65歳以上の高齢者の死因
- 第1位　悪性新生物（がん）
- 第2位　心疾患
- 第3位　肺炎
- 第4位　脳血管疾患

内閣府：平成27年版高齢者白書より

65歳以上の有訴者率の上位症状

男　性		女　性	
第1位	腰痛	第1位	腰痛
第2位	頻尿	第2位	手足の関節痛
第3位	きこえにくい	第3位	肩こり

厚生労働省「平成25年　国民生活基礎調査」より

◆高齢者はさまざまな疾患・症状・治療からうつ状態になりやすい

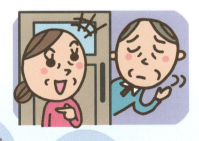
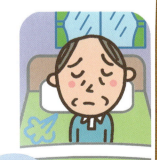
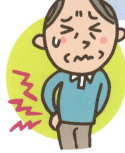

体や心の不調（痛み，不安など） → 治療効果が現れにくく，落ち込む → 笑顔や会話，活動の減少 → 交流を避ける，閉じこもり → 孤独，身体機能低下

悪循環！

コミュニケーションの機会もどんどん減少

うつ状態

「老い」にどうやって適応していくの？

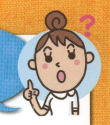

　「老い」の自覚を受容・適応する過程では,「病気になって薬を飲むのは先のことだと思っていた」「こんなに動くのが大変になるなんて」と自分に起きている変化に対して, 葛藤や否定的な感情を抱くことが多くあります．

　これに対し, ハヴィガーストは, 老年期の発達課題を「肉体的な力と健康の衰退に適応していくこと」としています[3)]．加齢による身体や精神・心理の変化から, 自分を否定的にとらえがちとなるこの時期. 残された能力やそれまでの経験を活かして, 思考や価値観の再構築, 生きがいや目標を見つけることで自己を肯定的に受け入れることが可能になります．

　つらかった思い出を聴くことはみなさんにとってもつらいことかもしれません．しかし, 思いを表出してもらうことが受容にもつながります．

　また, 高齢者の人生の統合（過去を振り返り, 最終章を幸せに締めくくる）に向けてケアを提供する際に, 以下の表のように人格特性をパターン分類し, それをふまえて「老い」の受容・適応を促していきます．

◆心理学者ライチャードによる人格特性の5パターン

パターン	特　徴	適　応
円熟型	知性的でよく統合された人格の所有者． 現実や自己の人生を受け入れ, 積極的に社会参加を行うタイプ．	適応*型 ↓ 良好タイプ
安楽いす型（依存型）	他者への依存的な生活に甘んじて安楽に暮らそうとする． 野心はなく現状に満足しているタイプ．	
装甲型（防衛型）	加齢に伴う不安・苦痛に対して抑圧などの防衛機制を働かせて対応する． 責任感が強く, 活動し続けるタイプ．	
自責型（内罰型）	悲観的で, 自己の人生の失敗を自分に責任があると考える． 他者に関心を示さず, 孤独で自殺に追い込まれることもある．愚痴や後悔が多いタイプ．	不適応型 ↓ 困難タイプ
攻撃憤怒型（外責型）	自己閉鎖的で, 自己の過去や老化を受容できない． 失敗を他人や環境に責任転嫁し, 敵意や攻撃性を示す．不平・不満が多いタイプ．	

＊「適応」とは, 個人と環境との間に調和のある満足すべき関係が保たれている状態

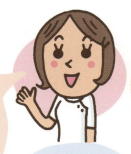

ストレングスモデル
近年では, 海外を中心に「老化」や「加齢」のマイナス面ばかりではなく, ポジティブな面, 強みにも目を向けようという考えが普及し始めています．人間は, 年齢を重ねることにより, 心理・社会的には成長・成熟していく生き物なのです．

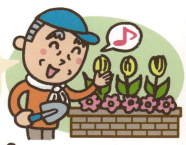

プロダクティブエイジング
それまでに獲得した能力を発揮して社会に貢献し, 生産的役割を担うこと

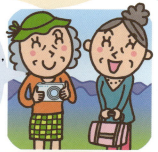

サクセスフルエイジング
老化の過程にうまく適応でき, 身体・精神・社会的に自立した幸福な老年期を迎えることができること

Part 1 高齢者について理解しよう！

高齢者とどうコミュニケーションをとる？

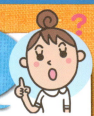

高齢者のコミュニケーションの特徴

○経験豊富で，さまざまなおもしろい話をしてくれる
○内容がまとまらない，会話のペースが遅い，話が長い
○反応が遅く，内容にずれが生じる
○歯の喪失や麻痺等の影響で言葉が不明瞭
○同じ話題を繰り返したり，内容が誇張される
○言葉数が少なくなる
○我慢強い人は本音を語らない

その人の人生を知ろう

　社会の流れ・歴史を知っておくことは，高齢者がこれまでにどんな人生を歩んできたのかを知るためのヒントとなるほか，会話の幅を広げてくれます．
　高齢者を受け持つときには，その人が，いくつくらいのときに，どんなことを体験したのかを調べてみましょう．

◆65歳，75歳，85歳の社会背景（2015年時点）

		1952年（昭和27年）生 65歳	1942年（昭和17年）生 75歳	1932年（昭和7年）生 85歳
		歌手：美空ひばり，藤山一郎，石原裕次郎　など　歌：演歌 ←―――――――――――→ 童謡		
【電化製品・電気機器の普及】囲炉裏，かまど，洗濯板など ↓ 1960年代 白黒テレビ・洗濯機・冷蔵庫 1970年代 カラーテレビ・車・クーラー		夏木マリ（女優），桃井かおり（女優），さだまさし（歌手）	小泉純一郎（政治家），中尾彬（俳優），青木功（プロゴルファー）	石原慎太郎（政治家），三浦雄一郎（スキー選手，登山家）
1939〜1945	第二次世界大戦		0歳〜3歳	6歳〜13歳
1953	テレビ放送開始	1歳	11歳	21歳
1964	東京オリンピック	12歳	22歳	32歳
1966	ビートルズ来日	14歳	24歳	34歳
1969	アポロ11号月面着陸	17歳	27歳	37歳
1970	大阪万博	18歳	28歳	38歳
1986〜1991	バブル景気	34歳〜39歳	44歳〜49歳	54歳〜59歳

引用・参考文献
1) 日本老年医学会：老年医学系統講義テキスト．p.18〜27，西村書店，2013．
2) 中島澄夫：高齢者医療—健康長寿と全人的ケアをめざして．p.13〜14，オーム社，2008．
3) 日本老年行動科学会監：高齢者の「こころ」事典．p.6〜7．中央法規出版，2000．
4) 井上勝也，木村周編：新版 老年心理学．p.118〜126，朝倉書店，2000．
5) 奥野茂代，大西和子編著：老年看護学 概論と看護の実践．第4版，p.41〜44，ヌーヴェルヒロカワ，2009．

Part 2 実践！高齢者とのコミュニケーション

Part1で学んだことをふまえ，高齢者にかかわる際のコミュニケーションのポイントについて学んでいきます．

高齢者とのコミュニケーションのポイント

❶ 好印象を与える**身だしなみ**＋**言葉遣い**
❷ **存在**を**アピール**する
❸ **会話・関係づくり**

● 知っておきたい
　コミュニケーションのヒント

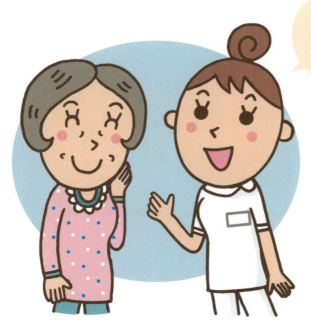

高齢者は人生の大先輩！

思いやりをもって自分から心を開こう！

高齢者の方は若い人と接すると元気が出るといわれます！

Part 2　実践! 高齢者とのコミュニケーション

たとえばこんな場面…

難聴を持つ高齢者に，きちんと伝えられますか？

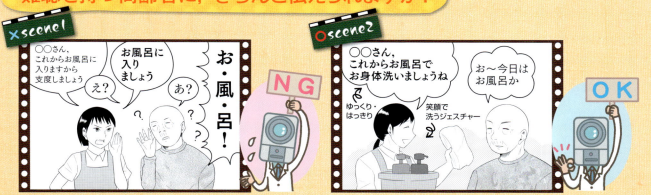

→難聴のある高齢者には，言語的コミュニケーションだけでは伝わりにくいことがあります．非言語的なコミュニケーションを活用しましょう！

患者さんの訴えをきちんと聞く姿勢を示せますか？

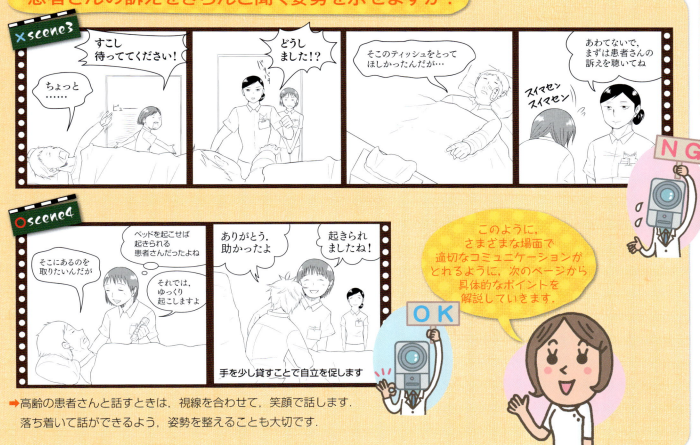

→高齢の患者さんと話すときは，視線を合わせて，笑顔で話します．落ち着いて話ができるよう，姿勢を整えることも大切です．

マンガ：
江原美幸 Miyuki Ebara
元群馬大学医学部保健学科学生

STEP 1 好印象を与える身だしなみ＋言葉遣い

＊コミュニケーションとは…

意思や感情を伝達し合うことです．メッセージは，送り手からの言葉や身振り，表情などを介して送信されます．そして，受け手は視覚・聴覚・触覚などをフルに活用して，そのメッセージを受信・読解します．

心理学者のメラビアンは，発信したメッセージが相手に与える影響として，言葉による情報は7％程度，声の調子が38％，姿勢や表情，視線といった身体言語が55％としています[1]．つまり，コミュニケーションでは，言葉で何を話すかだけではなく，どのような態度でどのように伝えるかが重要ということです．

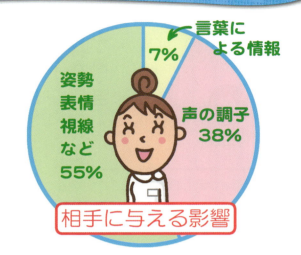

相手に与える影響

ココがポイント！ 清潔な衣服・靴，髪型，化粧，指先で印象アップをはかる

■ イメージアップの身だしなみ

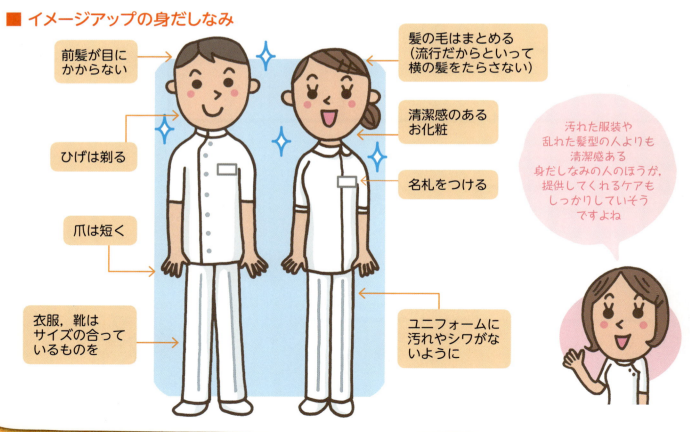

- 前髪が目にかからない
- ひげは剃る
- 爪は短く
- 衣服，靴はサイズの合っているものを
- 髪の毛はまとめる（流行だからといって横の髪をたらさない）
- 清潔感のあるお化粧
- 名札をつける
- ユニフォームに汚れやシワがないように

汚れた服装や乱れた髪型の人よりも清潔感ある身だしなみの人のほうが，提供してくれるケアもしっかりしていそうですよね

ココがポイント！ 事前の情報収集

事前準備として，感覚機能や疾患・既往歴，生活歴，家族構成などコミュニケーションに影響する情報の収集を行うことも，円滑なコミュニケーションにつながります．

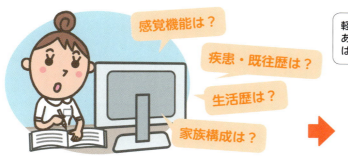

ココがポイント！ 敬語・丁寧語で敬意を示す

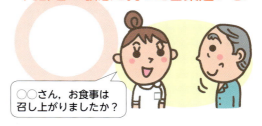

「おじいちゃん」「おばあちゃん」，ニックネームなどではなく，まずは名字で「○○様」「○○さん」とよびましょう．

また，**高齢者の方々は人生の大先輩です**．施設などでは，ニックネームで「○○ちゃん」と親しみを込めてよぶスタッフもいますが，年下のよく知らない人に急にニックネームでよばれることは，あまり良い気はしないものです．

言葉・行動ともに敬意を示したかかわりが基本です．

私たちは，認知症などの疾患名から，患者さんを「できない人」と決めつけてしまう傾向があります．疾患を持っていても，今まで懸命に生きてきた方で，強みを持っている人だととらえることも必要です．

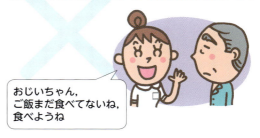

ココがポイント！ 視線を合わせ，目線の高さは同じにする

「目は口ほどにものを言う」ということわざがありますが，視線の位置は非常に重要です．上から見下ろされると威圧的な印象を受け，斜めからの視線は攻撃性を感じると考えられています．日本人には，見つめ合いながら語らうことを苦手とする人も多いのですが，目が合わない・視線をそらされると「自信がないのかな？」と相手は感じます．

また，高齢者では視野が狭くなっている人も多く，**視界の横からの情報は入りにくい**こともあります．相手の視線を意識しながら，自分の姿勢を調整しましょう．

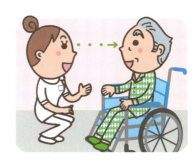

STEP 2 存在をアピールする

ココがポイント! 部屋に入る前に，ノックまたは声かけをする または視界に入りやすい位置（正面）からゆっくりと近づく

みなさんも，急に知らない人が部屋に入ってきたり，声をかけてきたりしたら，びっくりしませんか？ 背後から急に肩をつかまれたら，怖くありませんか？ 高齢者の方も同じです．

とくに見えにくい・聞こえにくいなど不安な気持ちで生活している方に対しては，驚かせないよう前段階を工夫し，自分の気配に気づいてもらえる配慮をしましょう．

■ 部屋への入りかた

ノックや声かけ
（寝たきりの方にはベッドボードをノック）
↓
3秒待つ
（反応に時間がかかるため）
↓
返事がなければ，もう一度

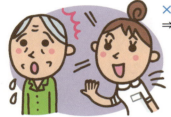
×背後や横から急に現れない
⇒相手を驚かせてしまいます

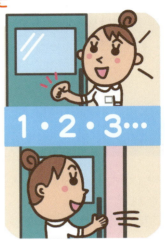

ココがポイント! 笑顔であいさつ，自己紹介をする

高齢になると近時記憶の低下により，人の名前や顔など新しいことを覚えることが苦手になります．とくに，実習生はみんな同じような格好をしているため，見分けがつきません．そのため，初対面はもちろん，それ以降も，かかわりを始める際には自分の名前を伝えましょう．

よく，「第一印象は重要」といわれます．しかめ面の人と笑顔の人がいたら，笑顔の人のほうが親しみやすい印象を与えます．

脳のミラーニューロンの働きにより，人間は目の前の人と同じような動作をとる傾向があるとされています．相手が笑顔であれば，気づくと自分も笑顔になっていたり，逆に自分の緊張や不快が相手に伝わってしまうこともあります．

慣れない場面では，緊張してしまうこともありますが，こちらが笑顔で接するほうが相手の表情が明るくなり，コミュニケーションが円滑に進む可能性が高くなります．

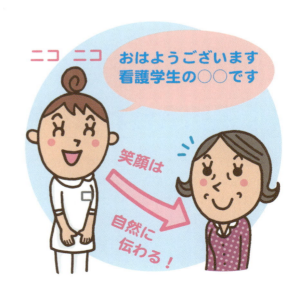
ニコニコ
おはようございます 看護学生の○○です
笑顔は自然に伝わる！

Part 2 実践！高齢者とのコミュニケーション

STEP ③ 会話・関係づくり

ココがポイント！ コミュニケーションがとりやすい環境をセッティング

➡ **声が聞き取りやすい場所を選ぶ**

たくさんの人の話し声やテレビの音など雑音が多いと，会話が聞きにくくなることがあります．

➡ **相手がくつろげるよう姿勢を調整し，相手の見えやすい位置へ移動する**

車椅子からソファーに座り直したり，ヘッドアップの場合はクッションを用いてずり落ちを予防するなど，落ち着いて座ってもらえるように姿勢を整えます．

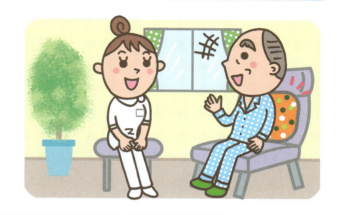

ココがポイント！ 「伝わりやすい」話し方を工夫する

コミュニケーションというと，「どんな話をすればいいのだろう？」と，会話の内容について悩んでしまうかもしれません．核家族化により，高齢者の方の好む話題がわからないという学生さんも多いでしょう．もちろん，相手に興味を持ってもらえる内容を提供し，会話が盛り上がればお互いに楽しいひとときを過ごすことができるかもしれません．

しかし，視覚や聴力が低下している方にとっては，私たちが語りかけた言葉を理解するのも大変なことです．そこで，すこしでも理解がスムーズに進むよう，恥ずかしがらずにオーバーアクションで接してみてはいかがでしょう．

言葉だけではなく，体全体で伝えようと努力するのです．そうすれば，理解のヒントが増え，真意が伝わるはずです．

コミュニケーションの方法には，笑顔やうなずきなど，態度で気持ちを表す非言語的な方法があります．落ち込んでいる方によけいな声をかけず優しく背中をさすってあげるというのも1つの非言語的コミュニケーションです．

- **口を大きく開けて，低めの声ではっきりと話す**

- **身振り，手振り，表情などを交えて，伝えたいことを表現する**
「つらいですか？」と聞くときは，つらい表情をしながら聞く，「呼吸が苦しいですか？」と聞くときは自分の喉元に手をあてて場所を示すなど．マスクは必要時以外はしない

- **ゆっくりと単語ごとに，聞きなれているわかりやすい言葉を選ぶ**
難しい医療・看護の専門用語は使わない，相手の方言に合わせる

- **相手のペースに合わせ，急かさない**
沈黙になっても，すこし相手の反応を待ってみる

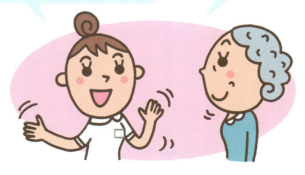

「見えにくい」「聞こえにくい」と感じている方に，「見えやすいよう」に，「聞こえやすいよう」に表情や口，手足の動きをはっきりと示して伝わるよう工夫をしましょう

知っておきたい コミュニケーションのヒント

会話のネタ

- **季節・天気の話**：
「桜が咲き始めました」「今日は十五夜ですよ」「風が強くて寒いですね」など
- **外見の話**：
「ピンクのお洋服が似合いますね」「お風呂に入り，表情もすっきりされましたね」など．そのほか，これまでの趣味や職業，ご家族の話など

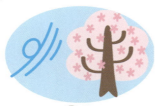

必ず確認するべきこと！

- 食事，睡眠，排泄，体調の変化（痛み，苦しさ）などは，看護師として健康管理のために必要な情報．話に夢中になりすぎず，必ず確認する！

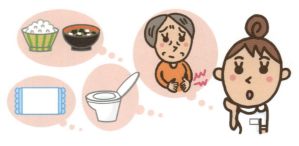

約束ごと

- 嘘はつかない，できないことはできないと断る，約束は守る，失敗したことは素直に謝る．（『○時に何をする』などの約束や頼まれたことは責任を持って守る，できないことは理由を説明する，悩んだらすぐに指導者・教員に相談）

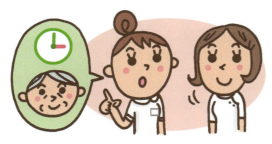

会話以外

- 声をかけながら，腕や背中を手のひら全体で優しくタッチングし，相手の緊張をほぐす
- 相手の希望するケア（マッサージや罨法（あんぽう）など）やレクリエーション（本人の趣味，折り紙，歌唱，散歩など）を行いながら，言葉や表情を観察する

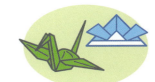
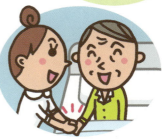

勇気を持って，自分から心を開こう！

　学生のみなさんの中には，拒否されたらどうしよう，返事がなかったらどうしようと，患者さんに話しかけることを怖がる人がいます．拒否の原因は体調不良，返事がないのは単に聞こえていないからということもあります．まずは，自分の心の扉を開き，高齢者の方の心に飛び込む勇気をもちましょう．

　高齢者との交流は自分自身の人生経験を豊かにするチャンスです．みなさんが，相手を思いやり話しかければ，高齢者の方々はきっと優しく受け入れてくれるはずです．また，拒否されてもそれは大きな学びにつながります．失敗の振り返りでコミュニケーションは上達していきます．

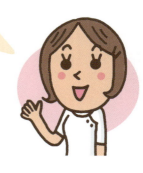

感覚障害（視覚，聴覚）のある高齢者とのコミュニケーションで知っておきたいこと

　生活の中で得る情報の8割は，目からの情報と言われています．しかし，高齢者の方々は視力の低下のみでなく，視野が狭くなるなどの問題が生じやすくなります．顔がよく見えないことは，相手を間違えてトラブルになるなどのコミュニケーションの支障ともなります．

　また，聴覚障害のある高齢者では，「音」は聞こえても，「言葉」をはっきりと聞き取れずに会話の理解や意思疎通が困難になります．

　これに対し，相手に申し訳なく感じたり，自分のことを情けなく思い，交流を控えてしまうことがあります．

　とくに，大人数での会話などは，複数の音に注意を向けなくてはならないため，疲れやすくなります．段々に人の集まる場所を避けてしまうことにもなりかねません．

　話しかける側も，聴覚障害のある方に対しては，「話しても聞こえないから」「わかってもらうまでに時間がかかるから」と話しかける頻度が少なくなりがちです．

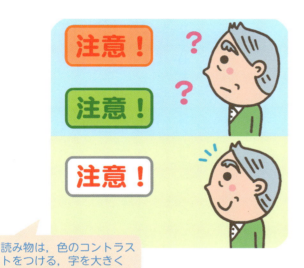

読み物は，色のコントラストをつける，字を大きく
赤と黄色，青と緑などは混同しやすい

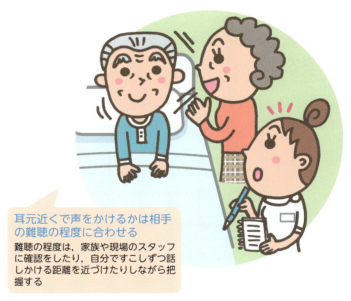

耳元近くで声をかけるかは相手の難聴の程度に合わせる
難聴の程度は，家族や現場のスタッフに確認をしたり，自分ですこしずつ話しかける距離を近づけたりしながら把握する

お助けアイテムの活用

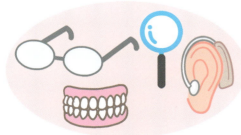

老眼鏡，虫眼鏡，補聴器，集音器，義歯の装着など

※老眼鏡や補聴器，義歯が合っていないことや，外耳に耳垢が蓄積していることがコミュニケーションを妨げる原因となることもあります．適した道具を使用しているか，その道具が適切に管理されているか，耳垢の除去などについても確認をしてみましょう．

引用・参考文献
1) 奥野茂代, 大西和子編著：老年看護学 概論と看護の実践. 第4版, p.41～44, ヌーヴェルヒロカワ, 2009.
2) ナースビーンズスマートナース編集室編, 白井幸子ほか：ストレス解消！ナースのコミュニケーション力倍増計画, ナースビーンズ smart nurse2008年春季増刊, p.20～21, メディカ出版, 2010.

Part 3 どうする？ 認知症の高齢者とのコミュニケーション

認知症の方に「どうやって話しかければよいのかな……？」とためらっていませんか？ また，「本当にコミュニケーションが取れるの？」と疑問をもっていませんか？ でも，安心してください．試行錯誤のうち，心が本当に通じ合って感動を生むのが認知症ケアの真髄です．Part3では，そのコツを解説していきます．

認知症の高齢者とのコミュニケーションのポイント

1. **認知症の高齢者を理解するためのポイント**
   - 認知症とは？
   - 認知症では**どんな症状**が出るの？
   - 認知症はケアによって**改善する**？
   - 認知症の**発見・診断**はどうやってされるの？
   - 認知症は**治療**できるの？

2. **こんなときどうする？ コミュニケーションで困る場面**
   - こんな人には**どう接する**？
   - 知っておきたい **ユマニチュード技法**

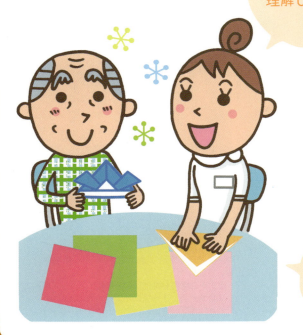

認知症について理解しよう！

大切なのは相手の真意をくみ取ったコミュニケーションをとること！

わかり合えたときは感動します！

たくさんの気づきを教えてもらえます！

Part 3　認知症の高齢者とのコミュニケーション

STEP 1　認知症の高齢者を理解するためのポイント

認知症とは

- 認知症は，「多様な原因で一定範囲の症状（記憶・思考・判断・注意の障害）が引き起こされる症候群（疾患群）と位置づけられ，アルツハイマー病や脳血管性認知症などさまざまな原因疾患によって引き起こされます」[1]と定義されています．つまり，認知症は疾患名ではなく，多様な原因疾患で生じる症候群といえるのです．

- 認知症の罹患率は加齢に伴って高まります．長生きするほど，認知症になる確率が高いというわけです．したがって，超高齢社会であるわが国では，認知症を持つ人はたくさん存在し，近年では認知症とともに生きる地域や社会づくりが叫ばれています．みなさんが実習で出会う患者さんが，認知症を持っていることも珍しくありません．

➡ 認知症を持つ人とのコミュニケーションは，看護師として必須！

認知症ではどんな症状が出るの？

- 脳の病変（萎縮等）により出現する，①認知症状（中核症状）とそれを背景にして生じる②行動・心理症状[BPSD]（周辺症状）があります．

① 認知症状（中核症状）

単なる物忘れとは違う異常な記憶障害や，場所や日付がわからなくなる見当識障害，いつもの道でも迷子になる，物事をどう考え，判断し，行動したらよいか混乱する，集中力が続かない，言葉が出てこない，うまく衣服を着ることができない，椅子を見ても座るものだと認識できない，反省できない等があります．これらの認知機能の障害が起きると，毎日の生活が困難になり，周囲との関係がギクシャクしてきます．

② 行動・心理症状[BPSD]（周辺症状）

不安，抑うつ，妄想，幻覚，徘徊（探索），不潔行為，暴言・暴力，介護への抵抗等の症状があります．これが，とくに家族など周囲の人間関係を悪化させる原因にもなるのです．

◆ 認知症の症状

行動・心理症状[BPSD]（周辺症状）

心理症状
- 不安
- 抑うつ
- 妄想
- 幻覚
- 誤認

認知症状（中核症状）
- 記憶障害
- 見当識障害
- 思考・判断・遂行機能障害
- 注意集中・分散の障害
- 失行・失認・失語
- 内省能力の減退

行動障害
- 徘徊（探索）
- 多動
- 不潔行為
- 収集癖
- 暴言・暴力

介護への抵抗

山口晴保ほか：認知症の正しい理解と包括的医療・ケアのポイント―快一徹！ 脳活性化リハビリテーションで進行を防ごう．第2版，p.56，協同医書出版社，2010．を一部改変

BPSD：Behavioral and Psychological Symptoms of Dementia，認知症随伴心理行動異常

認知症では，生活に支障が起こり，周囲との関係が悪化してきます．認知症を持つ高齢者は多かれ少なかれ波乱万丈な人生を乗り越えてきた方で，加齢と認知機能障害，感覚障害等の何重苦もの世界で，なんとかしようと懸命にもがき苦しんでいます．その様子がBPSDとして，表出しているのです．ですから，単なる問題症状ととらえるのではなく，その奥に潜んだ本人の苦しみや不安，ニーズを理解し，受け止める必要があるのです．

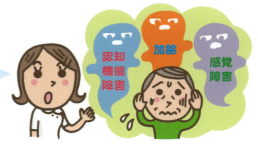

➡ BPSDの奥に潜んだ真のニーズを感知するコミュニケーション能力が必要！

認知症はケアによって改善する？

- 認知症状は脳の病変（萎縮の程度や部位等）で決定されますが，BPSDはとくに環境因子に影響されます．そこにケアの介入の余地があり，工夫をすれば改善する可能性があるのです．

- BPSDは看護や介護職，家族を困らせる症状ですが，認知症の人にやさしい環境づくりやかかわりによって，軽減できる症状ともいえます．

➡ コミュニケーションがうまくいけば
　症状が改善する可能性あり！

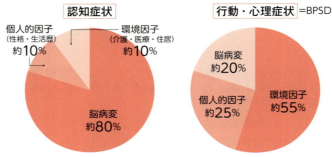

◆症状の要因

山口晴保ほか：認知症の正しい理解と包括的医療・ケアのポイント―快一徹！ 脳活性化リハビリテーションで進行を防ごう．第2版，p.58，協同医書出版社，2010．を改変

認知症の発見・診断はどうやってされるの？

- 家族がおかしいと感じることから発見されます．同じことを何度も言う，食べたことをすっかり忘れている，1人で外出すると迷子になる，ミスを指摘すると異常に怒り出す，ちぐはぐな洋服を着るようになる，貯金通帳を何度も紛失する等，毎日の生活の中でおかしい行動が目立つようになります．

- アルツハイマー病の場合，本人がなんだかおかしいと感じていても（病感），自分が病気であるという自覚（病識）がないために，受診をしようと自分からは言い出しません．毎日，接している家族が最近少し様子がおかしいと感じ，相談のために受診して，診断が始まります．

家族がいない高齢者や，家族がおかしいことを隠す場合は早期に発見できず，発見されたときは，すでに進行していることが多いです．家族ははじめはおかしいことを隠していても，重度の症状のために対応できなくなり，どうしたらよいか疲労困憊し受診することになります．

➡ 本人や家族への声かけにも配慮が必要

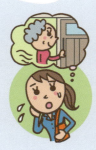

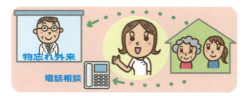

最近では，認知症に対する啓蒙（けいもう）活動も行われ，物忘れ外来や電話相談，認知症疾患医療センターも開設され，身近な相談窓口が増えました．看護師はそれらのシステムを知り，専門家受診につなげる役割をもちます．

- 診断は，本人の様子や認知機能テストの結果，家族から聴取する生活状況，血液検査，MRIやCT，脳血流・代謝画像，脳脊髄液検査，脳波検査等によって行われます．

転倒後の慢性硬膜下血腫やホルモン分泌低下による副甲状腺機能低下症，うつ病など，認知症に間違われやすい疾患もあるので，鑑別を行います．また，独居や老老世帯で，買い物も行けず，調理もままならず，栄養不良や脱水等で，認知症のような症状が現れている方もいます．

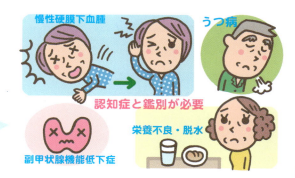

➡ **疾患だけでなく，その人の生活にも目を向けたコミュニケーションが必要！**

認知症は治療できるの？

- アルツハイマー病は，アセチルコリン作動性神経系が変性・脱落することが原因となって生じます．そのため，脳内アセチルコリン神経系を賦活させる「コリンエステラーゼ阻害薬」である，①ドネペジル塩酸塩，②リバスチグミン，③ガランタミンが使用されます．また，グルタミン酸のはたらきを抑制して神経細胞を保護する作用を持つ，④メマンチン塩酸塩は中度から重度の認知症にも適応されます．

- さらに，これらの薬剤に，抑肝散や抗不安薬や抗精神薬等が加えられることもあります．患者さんの重症度や服薬能力，各症状にあわせて処方され，症状緩和が目的とされます．

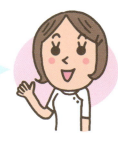

治療薬の開発は急速に進んでいますが，まだ根本的な治療薬はありません．代表的な薬剤は，認知症の進行をできるだけ遅くするもので，現在4種類あります．

◆ **認知症に対する薬剤―薬を上手に使う―**

①ドネペジル塩酸塩（商品名：アリセプト）
コリンエステラーゼ阻害作用➡**軽度から重度の認知症**
剤型：錠剤，口内溶解錠，細粒，内服ゼリー，ドライシロップ
副作用：悪心，食欲不振，便秘，下痢，イライラ，不穏，興奮等

②リバスチグミン
（商品名：リバスタッチパッチおよびイクセロンパッチ）
コリンエステラーゼ阻害作用➡**軽度から中度の認知症**
剤型：貼り薬
副作用：皮膚かぶれ

③ガランタミン（商品名：レミニール）
コリンエステラーゼ阻害作用➡**軽度から中度の認知症**
剤型：錠剤，口内溶解錠，水溶液
副作用：悪心，嘔吐，食欲不振，下痢，頭痛，不眠

④メマンチン塩酸塩（商品名：メマリー）
グルタミン酸を抑制し神経細胞を保護➡**中度から重度の認知症**
剤型：錠剤，口内溶解錠
副作用：めまい，ふらつき，眠気

・その他の薬剤：
抑肝散，抗精神薬，抗不安薬，健康食品（フェルガード）

➡ **症状をよく観察し，過剰投与を避け，適切な薬剤使用のためにコミュニケーションをとる！**

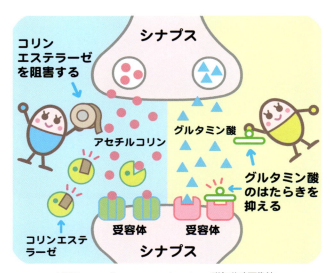

MRI：magnetic resonance imaging，磁気共鳴画像法
CT：computed tomography，コンピュータ断層撮影法

STEP 2 こんなときどうする？ コミュニケーションで困る場面

こんな人にはどう接する？
何度も同じことを繰り返す人 ▶▶▶

こうしよう！
○言葉だけにとらわれず，言葉の裏の本人のニーズを予測して声かけをする

　認知症の人は未来の計画を立てることが難しくなり，今のことでさえ，何をしたらよいかわからなくなります．浮かぶ言葉も少なくなり，唯一，残っている言葉を使って訴えますが，真意（ニーズ）をわかってもらえない場合，何度も同じ言葉を繰り返します．別の表現を工夫して話すことは困難なのです．しかし，それでも相手にわかってもらえない場合，暴力など，行動で訴えようとすることがあります．

　私たちは，繰り返される言葉や行動の裏に秘められたニーズを予測し，声かけをすることが求められます．しかし，現実には本人のニーズをすぐに当てることはできません．

　患者さんの体調に加えて，現在おかれている環境，過去の経験や家での生活，性格，趣味等のあらゆる情報をもとにいくつか仮説を立てます．そして，それぞれの仮説を検証して，その人の真のニーズをつかむまで，試行錯誤するコミュニケーションこそが重要なのです．

観察から行動の理由を見つけ出せるとGood！

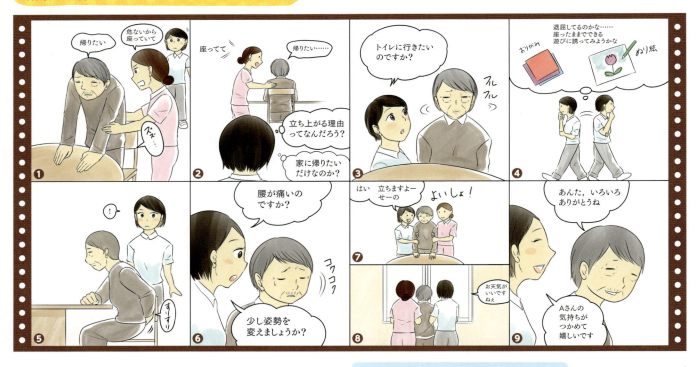

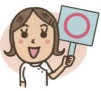

Aさんのしぐさから，Aさんが何度も立とうとするのは腰痛があるためではないかと気づくことができましたね．

マンガ：
江原美幸 Miyuki Ebara
元群馬大学医学部保健学科学生

Part 3　認知症の高齢者とのコミュニケーション

こんな人にはどう接する？
昔の話ばかり繰り返す人　▶▶▶▶▶▶▶▶▶

　未来を失った認知症の人は，過去の自分をよりどころにするようになります．最も輝いていた，がんばった過去の自分を語ることで，壊れていく今の自分から逃れ，確固たる自分を探そうとします．

　過去の人生を聴くことを，「ライフレビュー」といいます．また，過去の回想を受容して聴くことは「回想法」ともよばれます．実はこれらの手段には，認知症の症状を改善する効果も期待されているのです．うまく会話に取り入れましょう．

こうしよう！
①その人の人生の話に耳を傾け，その人のよりどころ，自己の核になる要素を見つけ出す
➡コミュニケーションの成功のきっかけとなる
②昔話に耳を傾けることも回想法として有効なケアだととらえる
③自分の知らない昔のことを教えていただくという姿勢で接する

会話に回想法を取り入れるとGood！

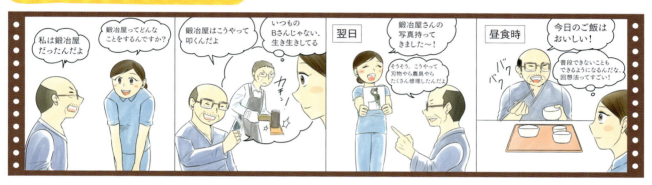

こんな人にはどう接する？
暴力的な言葉を言う人　▶▶▶▶▶▶▶▶▶▶▶

　うまく言葉で訴えられず，相手に伝わらない場合，暴言を言うことで，わかってもらおうとする人もいます．そんな場面を見ると，声をかけることをためらいがちですが，暴言の裏には必ず原因があります．ときには私たちのかかわりが原因であったりもします．

こうしよう！
①暴言の原因を分析する．多くの場合，自分の訴えが相手に伝わらないことが原因となる
②ケアをする側の要望を押しつけず，相手のペースを大切にする
③できないことを注意するより，成功体験を積む機会をもち，賞賛する．感謝する

相手のペースに合わせるとGood！

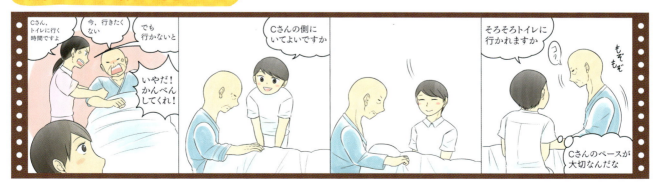

71

こんな人にはどう接する？
話の内容を理解してくれない人 ▶▶▶

こうしよう！
① 一度にたくさん言わない．1つひとつ確認して言う
② 早口で言わない
③ 言葉だけでなく，非言語的な要素（表情や身振り，香り，図式化による視覚への訴え）を取り入れる
④ 手を添えて，一部を手助けする

　私たちは，通常，一度にいくつもの要素を加えて，速いペースで会話をしています．認知症の人に対して，同じように話すと，相手は速度についていけず，情報処理が間に合いません．また，頭の中にも言葉が残らないため，ついさっき言ったことも忘れてしまう傾向にあります

早口で一度にたくさん話すと伝わりません

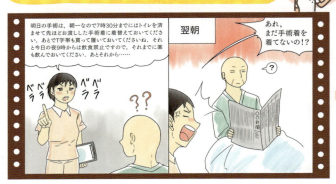

わかりやすいイラスト入りのパンフレットなどで説明するとGood!

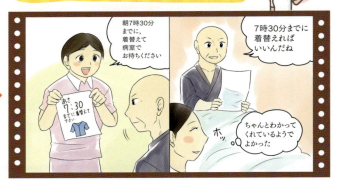

こんな人にはどう接する？
なんでも拒否し，人と接することが苦手な人 ▶▶▶

こうしよう！
① 笑顔で，穏やかな声で話しかける
② 認知症患者でわからない人と決めつけない，その人らしさを尊重する態度で接する

　認知機能が低下すると，目の前の人が知らない人ばかりで，不安に苛まれます．私たちは，「○○看護専門学校3年生の内田陽子です」と自己紹介されると，看護学生という所属から怪しい人でないと判断し，初対面であっても不安は軽減します．

　しかし，認知症の人はそのような理解が乏しく，所属や肩書きよりも，その人のもつ雰囲気によって，自分の敵になる人か，味方になる人か，もしくは嫌な人か，好きな人かと瞬時に感知します．ですから，いくらこちらは敵意がなくても，無表情，無愛想で，かつ，マスクなどをしていればなおさら，怖がられ，話しかけたと同時に拒否されることがあります．まずは，笑顔でやわらかい雰囲気と声で接していくことが必要です．

　また，「この人は認知症だからわからない」と思っていると，「私を馬鹿にして」とするどい指摘を受けることがあります．自分の中で，認知症の人に対する偏見を取り除き，病名で見るのではなく，まずは，その人そのものを信じる気持ち，その人らしさを尊重する態度で接することが大切です．

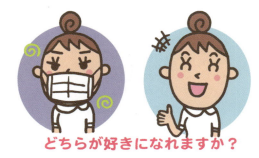

こんな人にはどう接する？
人の悪口を言う人

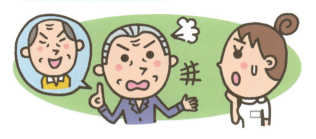

こうしよう！
① その人の体調チェック
② その人の不安，孤独な世界から発信しているメッセージだと受け止める
③ その人の人生や生い立ちを聞いて，受け入れられない過去を知り，その受容を促す言葉を投げかける
④ こちらの気持ち，本音もぶつけてみる

　認知症の人は，相手の心の裏を読み取ることや反省が苦手です．つまり，空気が読めない傾向にあり，思ったことをすぐに相手に言って，相手を傷つけてしまいます．そのため，ケアする側も嫌な気持ちになってしまい，認知症の人とは話したくないと思ってしまうことがあるのです．

　しかし，見方を変えれば，認知症の人は本音でつきあえる人ともいえます．ここで，私がそう感じたエピソードを紹介します．

　人は誰でも高齢になると，人生の統合という発達課題にぶちあたります．認知症の人も同様で，今までの人生の嫌なこと，許せない人，つらいことも受け入れ，統合しなければなりません．しかし，それには，少しの手助けが必要となります．認知症の人の住んでいる世界は，不安と孤独で混沌としています．やさしい思いやりと，相手のことを本当に思うがための私たちの本音も，ときにはぶつけてみることも必要です．

　ある認知症を持つ方は，家族やほかの利用者さんに対して，「あいつはうそつきだ」と悪口を言ってばかりいます．そのため，その方はいつも1人ぼっちです．

　私はその姿を見て気の毒になり，側に寄り添い，今までの生い立ちを聞くことにしました．すると，その方の人生は波乱万丈で，何人かの人にだまされ，多額の借金を負ったことがわかりました．

　散歩にお連れして，絵画等を一緒に観ても，「許さない」と険しい表情．私は，思い切って，「その方は努力しても変われないのだと思います．ならば，許してさしあげることはできませんか？」と言いました．最初は，「許さない」と言われていましたが，根気よく話を聴いて一緒にいるうちに，「許す」とポツリ言われたのです．そして，散歩から帰ると，ほかの利用者の方に，「ありがとう」と言われました．私も職員の方も，その変化にびっくりしました．

　その人生に耳を傾け，人生の統合を手助けしてさしあげることが看護では必要なんだと痛感しました．

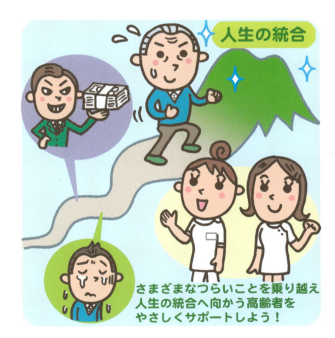

さまざまなつらいことを乗り越え人生の統合へ向かう高齢者をやさしくサポートしよう！

認知症の高齢者とのコミュニケーションを助ける「ユマニチュード®技法」

ユマニチュードとは，フランスのイヴ・ジネスト氏とロゼット・マレスコッティ氏により創出された認知症の人へのケア技法です．その語源は，「その人らしさ」を意味しています．その基本は，「あなたは大切な存在です」と，相手が理解できる形で表現することです．そのために4つの技術：①見る，②話す，③触れる，④立つ技術を用います．

1. 見る

認知症の人は，周りの人からどれだけ見つめられているでしょうか？ 看護者は多忙の業務という理由のもと，意外に見つめていません．清拭をしている最中でも，看護者は時計ばかり見て，患者さんの表情を見ることが少ない状況にあります．
認知症の人の視線をつかむために，その方の視野に入り，目線を合わせ，目を見つめます．

2. 話す

目を合わせたらすぐに話しかけます．話さない人であっても，話しかけることが大切です．また，ケアしている最中には，何をしているか実況中継（自己へのフィードバック・オートフィードバック）をします．「今，手を温かいお湯に入れますね」「気持ちいいですね．手を拭きますね」等相手だけでなく自分に対してもコミュニケーションを送るのです．

3. 触れる

高齢者になると人から触れられることが少なくなってきます．触れられるという刺激は脳に伝わります．広い面積で，ゆっくりと，優しく，まるで，飛行機の離着陸のように触れます．
いきなり，腕をつかんだり，肩を持ち上げることのないように注意します．

4. 立つ

寝たままでも座ったままでもなく，立ってみる．これが，空間認知や外界につながっている意識を高めます．清拭でも立位にするケアを取り入れるなど，1日20分程度は立位の時間が必要とされます．車椅子から立ち上がる認知症高齢者を抑えるのではなく，自分から立ち上がる能力を活かすのです．

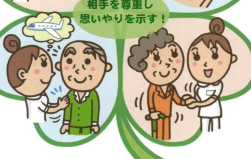

相手を尊重し思いやりを示す！

さらに，すべてのケアは5つのステップで構成される1つのシークエンスとして行います．たとえば，「ノックは3回して，3秒待ち，再びノック3回，3秒待ち，1回ノックして部屋に入り，ベッドボードを1回ノックする」という技法があります．これは，いきなり話しかけるのではなく，相手に出会いの準備をしてもらうためです．

そして，ケアの拒否が3分以上あれば，それは同意が得られないと判断し，あきらめることも必要だといわれています．また，頃合いを見はからって，アプローチします．

ケアが終わったら，感謝の言葉，再会の約束をします．ユマニチュードはどれだけ，相手を尊重するか，思いやるか，その形を相手に示すことなのです．これは，認知症の高齢者だけでなく，ほかの患者さんや人間関係にも役立つ技法だといえます．

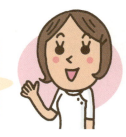

自分のかかわり方を相手の認知レベル等にあわせて試行錯誤すれば，きっと，認知症を持つ高齢者とすばらしい世界が創れますよ．がんばってください．技法を正式に学びたい人は，ユマニチュード研修案内のホームページをごらんください．

「ユマニチュード®」ホームページ
http://humanitude.care

引用・参考文献
1) 山口晴保ほか：認知症の正しい理解と包括的医療・ケアのポイント―快一徹！脳活性化リハビリテーションで進行を防ごう．第2版，p.5, 56, 58 協同医書出版社，2010.
2) 本田美和子ほか：ユマニチュード入門．医学書院，2014.

※HUMANITUDEおよびユマニチュードの名称およびそのロゴは，日本およびその他の国における仏国SAS Humanitude社の商標または登録商標です．

領域別コミュニケーション

小児看護学

Part 1 小児看護の対象について理解しよう！

Part 2 状況別・子どもとのコミュニケーション

執筆：吉岡千恵子・浜根 舞

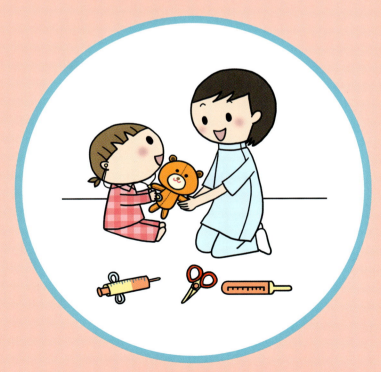

Illustration：min

Part 1 小児看護の対象について理解しよう！

小児看護学実習では，病気で入院している子どもたちや，その家族とかかわります．Part1ではそうした対象への理解をまず深め，「どうかかわったらいい？」「知っておけなければいけないことは？」といった疑問を解決していきます．

対象を理解するためのポイント

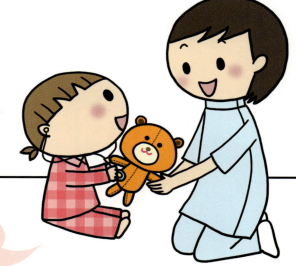

ポイント1
小児の発達段階を理解しよう

ポイント2
疾患・治療・入院が小児に与える影響を理解しよう

ポイント3
病気の子どもや，家族が抱えるストレスを理解しよう

ポイント4
子どもが抱えている苦痛をアセスメントしよう

Part 1　小児看護の対象について理解しよう！

はじめに　子どもをとりまく社会：統計でみる「少子化」

- 平成28年4月1日現在における子どもの数（15歳未満人口）は，前年に比べ15万人少ない**1,605万人**で，昭和57年から**33年連続の減少**となり，**過去最低**となっています．
- 平成28年の年齢3区分別人口割合を見ると，**0～14歳は12.6％**であるのに対して，**65歳以上は27.0％**となっています．

● 子どもの数および総人口に占める割合の推移

● 年齢3区分別人口割合

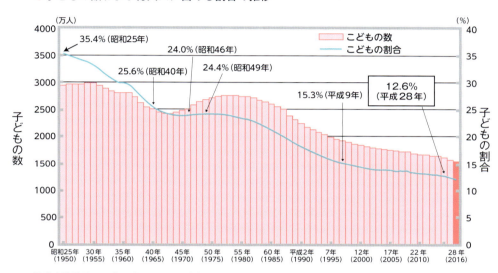
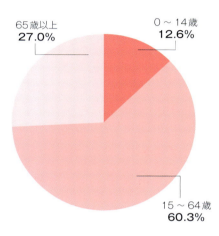

総務省統計局：平成26年4月1日現在推計人口
http://www.stat.go.jp/data/jinsui/topics/topi821.htm

総務省統計局：平成26年4月1日現在推計人口
http://www.stat.go.jp/data/jinsui/topics/topi821.htm

参考：子どもの死因

年齢区分	第1位	第2位	第3位
0歳	先天奇形，変形および染色体異常	周産期に特異的な呼吸障害等	乳幼児突然死症候群
1～4歳	先天奇形，変形および染色体異常	不慮の事故	悪性新生物
5～9歳	悪性新生物	不慮の事故	先天奇形，変形および染色体異常
10～14歳	悪性新生物	自殺	不慮の事故
15～19歳	自殺	不慮の事故	悪性新生物

厚生労働省：平成26年人口動態統計

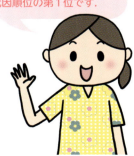

新生児・乳幼児では「先天奇形，変形および染色体異常」や「不慮の事故」が多くなっていますね．悪性新生物は，わが国の全年齢における死因順位の第1位です．

ポイント1 小児の発達段階を理解しよう

小児の発達段階〜乳児，幼児，学童期，青年期

		乳児(0歳)	幼児(1歳〜就学前)
身体的発達	身長	・出生時：約50cm	・1歳：出生時の1.5倍　→　4歳：出生時の2倍
	体重	・出生時：約3,000g　→3〜5か月：出生時の2倍	・1歳：出生時の3倍→2歳半：出生時の4倍 →4歳半：出生時の5倍
	言語	・3〜5か月：喃語を話す	・2歳：二語文を話す　→　3〜4歳：話し言葉の完成
	頭部 離乳 歯	・1〜2か月：小泉門の閉鎖 ・3〜5か月：離乳食の開始 ・8か月：乳歯の萌出	・1歳半：大泉門の閉鎖 ・1歳：離乳完了（歯茎で噛める） ・3歳：乳歯が生えそろう
	感覚機能 運動機能 そのほか	・外界への急激な環境の変化に対応し，著しい心身の発達とともに生活のリズムの形成を始める ・視覚・聴覚・嗅覚などの感覚は鋭敏で，表情の変化や体の動き，喃語により自分の欲求を表現する ・10か月以降は，模倣やイメージができるようになり，語彙も増えて会話ができるようになる	・神経機能の発達が著しく，タイミングよく動いたり，力の加減をコントロールしたりするなどの運動を調整する能力が発達する ・感覚運動遊び：1歳半くらいまで ・象徴遊び：1歳半ころ開始．3〜4歳が盛ん ・並行遊び：2歳ころが盛ん ・構成遊び：2歳ころ開始．幼児期後期以降が盛ん
心理・社会的発達		・保護者など特定の大人との継続的なかかわりにおいて，情緒的な絆（愛着）が深まり情緒が安定し，人への信頼感をはぐくんでいく	・身近な人や周囲の物，自然などの環境とかかわりを深め，興味，関心の対象が広がり，認識力や社会性を発達させていく ・好奇心は旺盛であるが，母子分離による不安は強くなる ・食事や排泄，睡眠といった生活習慣を獲得していく ・子どもたちの集団生活の中で，経験を積み，マナーやルールといった社会的生活習慣を身につける
コミュニケーションのポイント		・主に泣くことで，自分の欲求やニーズを訴えるため，何を訴えているのかよく観察する ・生理的欲求や心理的快楽が満たされれば，子どもは安心し落ち着くことができる．優しい声で話しかけながら，抱っこ等のスキンシップをはかり，児が安心できる環境を作ることが大切	・成長発達を促すために，児ができること・できないことを明確にし，児の力を引き出すかかわりが大切 ・知らない人やものへの恐怖心が強く，言葉でのコミュニケーションも発達の途中であるため，効果的に表情やジェスチャーを使う，母親を介して会話や遊びを展開させる等の工夫が必要

発達段階を理解するためには，身体的発達，運動機能の発達，認知機能の発達，心理・社会的発達を理解しましょう．
発達段階によって，子どもが「できること」や「したいこと」は異なります．それを理解したうえで，必要な援助を考えます．

学童期（小学生）	青年期（中学生以降）
・身長や体重は安定し，一定の成長がみられる ・学童期は，身体的発達も大きいが，個人差も大きい	・発達にともない，体は大きくなる
・言語力・認識力が高まる	
・高学年になると内分泌的変化も現れる ・第二次性徴が始まる ・運動機能は筋力・瞬発力・持久力・平衡感覚の発達によりスムーズで効率的になる	・性的に成熟するが，遺伝と環境の影響を受ける
・一定のルールのもとに仲間と協力して競うような遊びが盛んになる ・大人のいうことを守る中で，善悪についての判断ができるようになる ・自己肯定感の育成と，自尊感情の低下などにより劣等感を持つこともある ・集団における役割の自覚や主体的な責任認識が育成される	・親や友達と異なる自分独自の内面の世界があることに気がつき思い悩む ・親子のコミュニケーションが不足しがちな時期であり，反抗期を迎える
・児が読んでいる漫画やゲームなど，興味があることを共有し話題にすることで，コミュニケーションのきっかけが作りやすい ・子ども同士の集団のなかで，学びを得ていく時期であるため，入院中も学習を継続することや，他児と交流する機会を設けることが重要	・子どもから大人への移行期であり，子ども扱いを嫌い，プライドを持つ ・小さな子どものように，泣いたり怒ったりできない分，不安や悩みを内に秘め，苦しんでいる場合がある．児の感情表出，自己表現ができる環境を作り，意思決定を尊重する姿勢が大切

ポイント2 疾患・治療・入院が小児に与える影響を理解しよう

疾患により子どもに与えられる苦痛や，治療による苦痛，副作用を理解しましょう．
また，治療や入院に伴い，子どもの社会的役割が変化すること，家族から離れて生活をすることでの精神的影響を理解しましょう．
治療期間によっては，子どもの成長や将来への影響も考えられます．また，ボディイメージの変調なども心理的に影響します．

疾患・治療・入院が小児に与える影響

●入院による母子分離，面会制限

病気になって入院した場合，子どもはそれまで過ごした家とは異なる環境で生活をすることになります．家族とは，付き添いがなければ，面会時間にしか会うことはできません．

また，きょうだいなどの面会制限がある場合は，特定の人としか会うことができなくなります．親からの分離は，子どもにとって，大きなストレスになります．

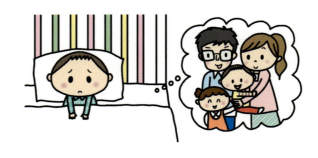

●治療に伴う内服・注射・処置など

検査や処置には，痛みを伴うものと伴わないものとがありますが，子どもにとっては，まず「何をされるのかわからない」といった恐怖や不安が生じます．また，内服や注射など，子どもにとっては，「苦手なこと」や「嫌なこと」も我慢して受けなくてはなりません．

また，発達段階によっては，不安や恐怖を言葉で表現できなかったり，疾患や治療について理解できなかったりするために，不安・恐怖がさらに大きくなる場合もあります．

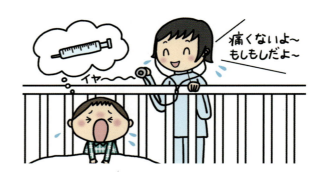

乳児期
・不安や恐怖といった気持ちを言葉で伝えることが難しいため，ストレスを感じる

幼児期
・体の損傷や痛みへの過剰な想像や，誤解が生じやすくなる

学童期
・身体的機能障害や，部分的喪失へのおそれを感じる
・疾患そのものや，麻酔，死に対してもおそれを感じる

青年期
・疾患そのものや，死に対してもおそれを感じる
・治療の副作用などからボディイメージの変調をきたす

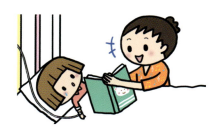

子どもの訴える痛みは，身体的な痛みだけではなく，母子分離等，多くの不安から生じる精神的な痛みのサインでもあります．不安が身体的な痛みを増強させる要因にもつながっているからです．

そのため，お話を聴く，絵本を読むなど，そばにいることで痛みが軽減することも少なくありません．子どもの訴えに真摯に対応しましょう．

痛みは身体的苦痛だけではないことを念頭に置き，多方面からアセスメントすることが重要です．

●治療に伴う安静，活動制限

日々，成長発達していく子どもたちにとって，安静ほど苦痛なものはありません．身体的症状が軽減されていくとともに，動きたい，遊びたいという欲求は増していきます．

疾患によっては，自覚症状がなくとも，身体を安静にしておくことが治療という場合もあります．しかし，自覚症状がない子どもは，納得できず，守れないこともあります．

注意!!
たとえば，ベッド上安静が必要な子どもが，プレイルームに行きたくて，ベッドからおりて室内を歩きまわったりしてしまうこともあります！

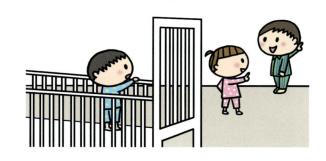

●日常生活への影響～食事，睡眠，運動，趣味，習いごと

検査や処置，治療に伴い，食事制限，運動制限といった，日常生活上の制限が生じることがあります．

また，検査のため薬を使って入眠することにより睡眠の変調をきたすなど，治療の副作用で生活のリズムが大きく影響を受けることもあります．

そして，学童期以降には，「自分がほかの子と同じ活動ができない」ことや，「ほかの子と違う」ことにストレスを感じます

●社会的役割（学校など）

治療や入院に伴い，学校生活や仲間の集団から切り離されることへの不安が生じます．

また，学習面や認知発達への影響が大きくなります．学校など社会性を養う場に出る機会が減少するため，集団生活における役割行動の経験が減少します．

そして，入院生活は，プライバシー保持が困難であり，病気により親へ依存せざるをえない状況となります．

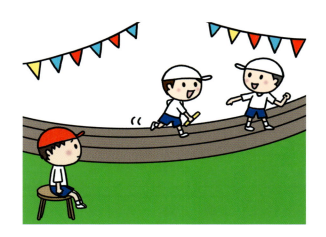

ポイント3 病気の子どもや，家族が抱えるストレスを理解しよう

病気に伴う子どもの体験や，家族が抱えるストレスがどんなものなのか，全体像をみていけるようにしましょう．ときには面会制限などにより，家族と直接かかわることが難しい場合もありますが，その際も情報は収集しておきます．関心をもつことにより，家族のストレスの軽減につながることもあるためです．

子どものことを一番に理解しているのは，そばにいる養育者であり，そのほとんどが両親です．その両親からの情報が異常の早期発見につながることもあります．
また，親との信頼関係を築き，悩みを話しやすい雰囲気をつくることで，親の不安や緊張を和らげることも大切です．親が安心して穏やかにかかわれることは，子ども自身の情緒安定につながるため，小児看護において親への支援は不可欠なのです．

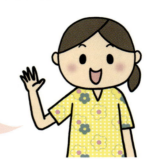

健康障害のある小児の親・きょうだいの心理状態

●子どもが病気になった母親の気持ち

子どもが病気になるということは，家族に大きな衝撃を与え，家族それぞれに特有な思いが生じます．とくに，母親は「なぜもっと早く気づくことができなかったのか」と強い自責の念を感じることがあります．

母親が病気を受容する過程は，子どもが病気になる時期や原因，家族の中での役割などによって個人差が大きく，それぞれの段階の期間もさまざまです．

●父親の心理状況と家族の機能

近年の家族内役割の変化を考えてみましょう．少子化や核家族化，女性の社会進出に伴い，父親が育児や家事などの家庭役割を担うことが増えてきました．

一方で，父親は，重要な意思決定を行うことが多いうえに，社会的役割も担っています．毎日面会に行くことができず，不安が生じることがあります．

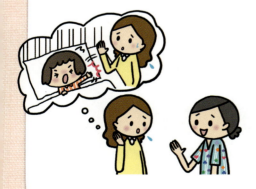

入院中の子どもが，乱暴になったり，退行現象（排泄が自立していたのに夜尿するようになるなど）が起きたりすることがあります．子どものこうした変化に直面すると，両親の不安は増強します．

子どもは，病気や治療による体調不良，環境の変化による不安等，さまざまなストレスを抱えています．そのストレスにより言動が変化するのは，当然であることを親に説明します．子どもが自分なりにストレスを表出していることを共有しましょう．

退行現象や自立の遅れ等に関しても，一時的な現象であり，めずらしくないことを伝えます．子どもの言動の理由を理解することができれば，親の安心につながり，親から子どもへの適切なかかわりにつなげることができます．

●きょうだいの気持ち

母子分離については，本人だけでなく，きょうだいの視点からも考える必要があります．

入院により，患児だけでなく，きょうだいもまた，母親と離れて生活することを余儀なくされる場合があります．患児中心の生活になることで，生活に変化が生じるだけでなく，「自分が後回しにされている」と感じ，ストレスになります．

また，患児の病気についてくわしく知らされていなかったり，大人たちの言動や表情から，さらに不安が大きくなることがあります．

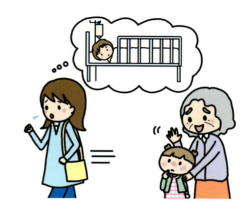

もし病院できょうだいを見かけたら，声をかけるチャンスです．「〇〇くんのおねえちゃん」等ではなく，名前で呼びかけてあいさつをしましょう．いつもがんばっていることに対して，ねぎらいの言葉をかけることも忘れてはいけません．入院しているきょうだいの話題ではなく，きょうだい自身の話題で語りかけることで，あなたのことも見ているよとメッセージを送りましょう．

また，きょうだいの名前，年齢，性格，きょうだい間の関係，誰が面倒をみているかなどの情報を収集しましょう．入院している子どもの面会で忙しい両親ですが，会話の際にきょうだいの話題を出すことで，きょうだいにも目を向けてもらうきっかけとなります．

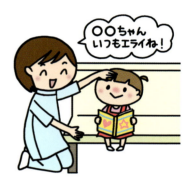

●病期に伴う心理状況

病期には，急性期，慢性期，終末期などがあります．病期によって家族の心理状況も変化することを理解しておきましょう．

急性期

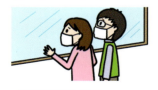

- 子どもの健康回復のために自分ができることがなく，医療者に委ねなければならないことで，親の役割がはたせない
- 生命の危機状態にある場合，不安や恐怖を伴う

慢性期

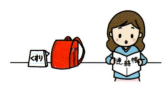

- 治療や副作用，予後に伴い，子どもの成長発達への影響のおそれ，社会適応への不安，子どもの今後の人生について，将来的不安が生じる
- 家族の生活習慣の変化が生じる

終末期

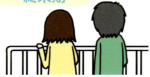

- 治療の効果が望めないと判断されると，家族のストレスや心理的影響は大きくなる
- 無力感や絶望感を体験する

ポイント4 子どもが抱えている苦痛をアセスメントしよう

病気による身体的苦痛だけではなく，精神的，社会的に抱えている苦痛を全人的にとらえることが対象を理解する第一歩になります．

子どもや家族のそばに寄り添うことが第一歩

　病気の子どもが抱えている苦痛を理解するためには，苦痛を体験している子どもや家族と真摯に向き合い，コミュニケーションをはかることからはじめます．

　苦痛には，身体的苦痛のほかにも，さまざまなストレスからくる精神的・心理的苦痛があります．子どもは，苦痛を言葉で表現できる場合と，そうでない場合があるため，活気や表情，言動などの些細な変化や表現を見逃さないことが重要です．

　そのためには，普段からスキンシップや遊び，家族との会話を通して，その子の特徴や発達段階をとらえておく必要があります．

　大人の決めつけにならないよう，子どもの立場になってどのような「痛み」を経験しているかを考え，アセスメントにつなげていきましょう．

　まずは，子どもや家族に寄り添ってみてください．子どもが経験していることを，そばで支えることが，子どもと家族の安心感につながります．そばにいることが，コミュニケーションの第一歩です．

●病気で入院している子どもが抱えている苦痛

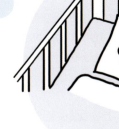

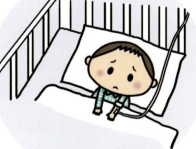

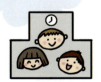

知っておこう！小児の権利擁護（けんりようご）

インフォームド・コンセント

　医療行為や治験などの対象者（患者）が，その内容についてよく説明を受け，十分に理解したうえで，本人の自由意思に基づき，医療従事者と方針において合意することです．単なる同意だけでなく，治療を拒否することも含まれます．

インフォームド・アセント

　小児の治療に際して，医師が保護者からのインフォームド・コンセントを得るだけでなく，当事者の子どもに対しても，発達段階にあった方法で，治療に関する説明および同意取得を行うことです．

プレパレーション

　小児に対して，これから行う医療処置がどのようなものかを実際にイメージできるように伝えることです．プレパレーションを適切に行うことで，子どもは医療処置に対して準備をし，不安やおそれをやわらげることができます．

　まずは遊びや会話を通して，子どもの理解度や性格をとらえ，子どもの知りたい内容を聴取します．中には，具体的な説明により不安や恐怖が増す子どももいるので，家族と相談しながらプレパレーションの内容を決定していくとよいでしょう．子どもに合った言葉・方法で説明をし，ときには人形やぬいぐるみを使って，検査や処置の実際を説明することもあります．

　説明を受けた子どもの疑問や思いを確認し，対処方法を一緒に考えていくことで，子どもたちが主体的に検査や処置に臨める環境につながります．

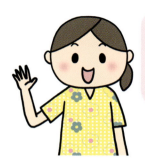

インフォームド・コンセントとインフォームド・アセントの違いは，説明と同意の相手が，「親や保護者のみか」（→前者）「子ども本人まで含まれるか」（→後者）です．

　筆者の施設では，手術室見学ツアーを行っています．実際に手術室に行くまでにどの道を通るのか，手術室とはどんなところなのか，どのような体位で手術を受けるのか，寝ている間に何が行われるのか，スタンプラリー形式で回っていくもので，希望者には全員に実施しています．

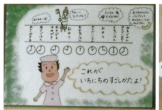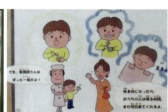

筆者の施設で使用している，入院生活の説明のイラスト

引用・参考文献
1) 原田香奈ほか：医療を受ける子どもへの上手なかかわり方―チャイルド・ライフ・スペシャリストが伝える子ども・家族中心医療のコツ．日本看護協会出版会，2013．
2) 文部科学省：子どもの発達段階ごとの特徴と重視すべき課題．
http://www.mext.go.jp/b_menu/shingi/chousa/shotou/053/gaiyou/attach/1286156.htm（2016年12月9日検索）
3) 竹田佳子：病気や障がいをもつ子どもと家族のストレス．小児看護，37（7）：790〜796，2014．
4) 平山五月：終末期における子どもと家族のストレス緩和．小児看護，37（7）：825〜832，2014．
5) 林幸子ほか：小児の発達段階別コミュニケーションとフィジカルアセスメント．Nursing Canvas，2（11）：4〜36，2014．

Part 2
状況別・子どもとのコミュニケーション

小児看護学実習でかかわる子どもたちや，その家族についての理解を深めたPart1をふまえて，Part2では，さまざまな場面での対応方法について学んでいきます．

子どもとのコミュニケーションのポイント

1 痛みを訴える子ども
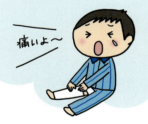

2 激しく泣いている子ども
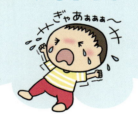

3 ベッド上安静が守れない子ども
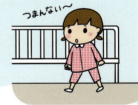

4 免疫機能が低下している子ども
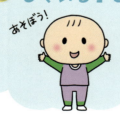

5 ケアを拒否する子ども
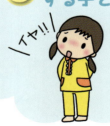

● 障害があり言葉で表現できない子どもとのかかわりかた

Part 2 状況別・子どもとのコミュニケーション

ポイント1 痛みを訴える子ども

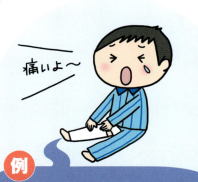

例 右大腿骨遠位骨折の7歳の男児．手術直後で，右足の痛みを訴え泣いている．

どうする？ ▶ 「痛み」を多方向からアセスメントする

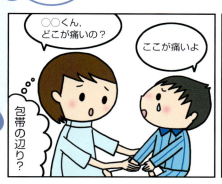
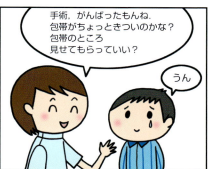

●子どもは痛みをうまく言葉で表現できないことに注意！

まずは，子どもの訴えを聞きましょう．訴えをもとに，痛みの部位，程度・持続時間を観察します．発達段階によっては，言葉でうまく表現できないため，フィジカルアセスメントがより重要となります．

子どもの表情や言動をよく観察し，痛みの部位や程度について質問しながら確認します．「どこが痛い？」「どんな風に痛い？チクチク？ ギュー？」など，年齢に合わせて，子どもが答えやすい表現を考えましょう．

痛みの程度は，5歳以上であれば，疼痛スケール等を用いて，表現をしてもらうことも可能です．たとえ症状が乏しくても，「本当は痛くないはず」などと否定せず，まずはどこがどのように痛いのか，原因は何かを把握するように努めましょう．

必要時には，医師の指示のもと，薬剤を使用することがあります．その場合は，投薬の前後で，痛みに対するアセスメントが必要です．

また，子どもの訴える痛みは，単純に身体的な痛みだけではなく，母子分離等，多くの不安から生じる精神的な痛みのサインでもあります．不安があると，身体的な痛みの増強にもつながります．話を聴く，絵本を読み聞かせるなど，側にいることで痛みが軽減することも少なくありません．

子どもの訴えに真摯に対応し，痛みは身体的苦痛だけではないことを念頭において，多方面からアセスメントすることが重要です．

●フェイススケール

0 痛くない　1 ほんのすこし痛い　2 すこし痛い　3 痛い　4 かなり痛い　5 とても痛い

ポイント
●子どもの訴えをよく聴き，フィジカルアセスメントや観察によって「痛い」が何を意味しているのかを理解する．

ポイント2 激しく泣いている子ども

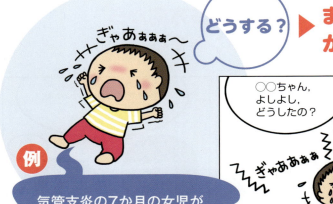

どうする？ ▶ まずは声をかけ抱っこして，子どもが何を求めているのかを観察する

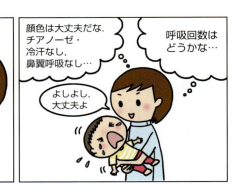

例：気管支炎の7か月の女児が，激しく泣き出した．

●「泣く」ことは乳児のコミュニケーション手段！

泣くという表現方法は，乳児にとって重要なコミュニケーション手段であることを知っておきましょう．乳児は泣くことで，心理的欲求や生理的欲求を訴えます．

そのため，まずは優しく語りかけながら抱っこをして，子どもが何を訴えているのかを読み取っていきます．

心理的快楽を求めている場合は，スキンシップや遊びによって，満足感・充足感を得ることができます．乳児へのスキンシップは，抱っこが一番です．子どもが好む体勢などについて家族に聞いておくとよいでしょう．遊びも発達段階によって好むものが異なるため，対象に合わせたものを使っていきます．

生理的欲求が満たされているかも確認していきます．空腹でないか，おむつは汚れていないか，暑さ・寒さを感じていないか，眠たくないか・眠る前ではないか，周りの音がうるさくないか，痛み・かゆみなど体調は悪くないか，をチェックします．

また，「泣く」という行為は，病気の症状の1つとして現れることもおぼえておきましょう．普段の泣き方と比較し，非常に激しい・弱々しい，あやしても泣き止まない，といった場合は注意が必要です．家族に普段のあやし方を聴取しておくことも重要です．

子どもは大人の表情をよく見ているので，笑顔で接することに加え，心に余裕をもってかかわり，安心感を与えることも意識しましょう．大人の焦りや不安な気持ちが子どもに伝わると，子どもも不安や焦りといった気持ちを増強させ，ますます泣いてしまうこともあります．また，子どもの目線になって考え，「不快」を「快」へ導くことで，子どもとの信頼形成にもつながります．

こんな場合も注意！ 医療的制限のある子ども

治療中の子どもでは，医療的制限がある場合もあります．たとえば，絶対安静で抱っこができない，絶飲食管理中でミルクが飲めないなどです．

絶対安静の場合は，添い寝をします．絶飲食の場合は乳首をくわえてもらうなど，制限の中で最大限にできることを考えましょう．代替案によって，安心感や充足感を得られるよう工夫することが大切です．

ポイント
- 泣くことでどんな欲求やニーズを表現しているのかを読み取る．
- 子どもの目線になって考え，「不快」を「快」へ導く．

ポイント3 ベッド上安静が守れない子ども

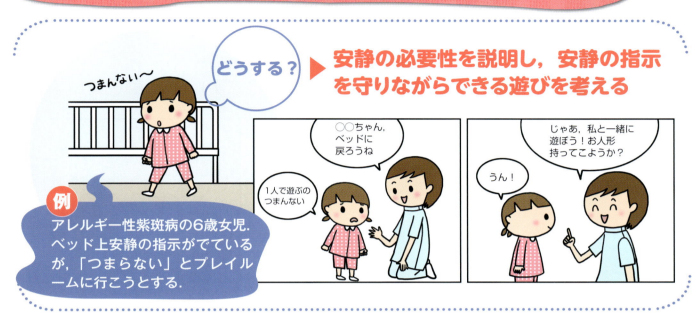

どうする？ ▶ 安静の必要性を説明し，安静の指示を守りながらできる遊びを考える

例 アレルギー性紫斑病の6歳女児．ベッド上安静の指示がでているが，「つまらない」とプレイルームに行こうとする．

●安静によるストレスと，遊びの効果を理解しておこう！

　日々，成長発達していく子どもたちにとって，安静ほど苦痛なものはありません．身体的症状が軽減されていくとともに，動きたい，遊びたいという欲求は増していきます．

　疾患によっては，自覚症状がなくとも，身体を安静にしておくことが治療という場合もあります．安静もさまざまで，ベッド上での絶対安静が必要なのか，はしゃいだり，走ったりしなければプレイルームで過ごしてもよいのかなど，医師の指示を確認しておく必要があります．

　安静の指示は，とくに自覚症状がない子どもの場合は，納得できず，守れないこともあります．まずはわかりやすい言葉で，安静の必要性を説明します．家族の協力も必要になるため，家族への説明も大切です．

　そして，ベッド上でその子の欲求が満たされるような配慮をします．遊びたいときは，玩具やぬりえ，折り紙など，集中し静かに遊べるものを提供します．DVDなどもよいでしょう．

　また，集団遊び（カードゲームなど）を提供し，同室児たちとコミュニケーションがはかれるように環境を調整することもあります．

　活動は制限されても，決して遊ぶことを制限してはいけません．遊びを通して，欲求不満やストレスを発散させ，苦痛や不安を乗り越えていく力へ変換していくことができるのです．

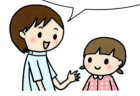

○○ちゃんは，病院に来たときどこが痛かった？　今はベッドで静かにしておくことが，早くおうちに帰れる方法なんだ．だから，ベッドの上でできる遊びを一緒に考えようね

安静の必要性を説明するときは，プレパレーションで人形を使うなど，子どもにわかるように説明します．ベット上でできることを一緒に考えるのもよいでしょう

ポイント
- 必要な安静度を再確認し，ベッド上での遊びを考えて提供する．
- 子どもの疾患の病期や日々の状態によってアセスメントをし，制限されることが最小限になるように配慮する．

ポイント4 免疫機能が低下している子ども

どうする？ ▶ 感染予防行動を徹底しながら，可能な範囲で遊びを提供する

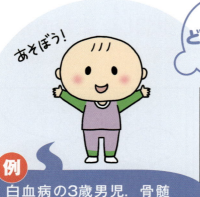

例 白血病の3歳男児．骨髄抑制中であり免疫機能が低下しているが，一緒に遊ぶことを計画している．

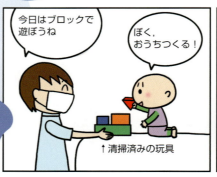

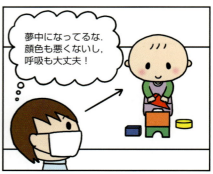

●感染予防行動と体調の変化に注意！

骨髄抑制中は，清浄化された環境での生活を余儀なくされます．ベッド上部にアイソレーターを設置し，トイレや入浴以外はベッド上で過ごすという制限がつきます．

筆者の施設では，アイソレーターが設置されたプレイルームがあるため，体調が許す限りは，プレイルームで過ごす時間も設けています．

ただし，プレイルームでは，ほかの子どもたちとの接触が生じます．そのため，ほかの子どもたちにもマスク着用や手洗いなど，感染予防行動を徹底してもらう必要があります．また，症状が出ているときは，ほかの子どもたちとの接触は避け，ベッド上での遊びに切り替えます．

子どもの成長発達にとって，遊びは切り離すことができません．制限された環境のなかで，子どもが必要としている遊びを提供する必要があります．アイソレーター内で遊べるものであれば，制限はとくにありません．ただし，使いまわして古くなっている玩具や古紙などは使用を避ける，使う前の玩具は清掃してから使用するといった配慮は必要です．

また，遊ぶときには，転倒したり，玩具などでケガをしないよう十分気をつけなければいけません．出血や傷口からの感染といったリスクが高まるからです．

子どもは遊びに熱中していると，発熱などの体調変化に気づかないこともあります．そのため，遊んでいるときにも十分に観察し，体調の変化を見逃さないよう注意する必要があります．

こうした感染予防行動の支援，危険の回避，見守りができれば，遊びを提供することができます．

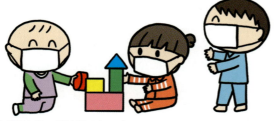

マスク着用などの感染対策を行えば，ほかの子どもたちと遊ぶこともできます

ポイント
- 免疫力が低下している子どもと遊ぶときは，医療者，患児，一緒に遊ぶ人全員で感染予防行動を徹底する．
- 遊んでいるときも，転倒やケガ，体調の変化に十分注意する．

ポイント5 ケアを拒否する子ども

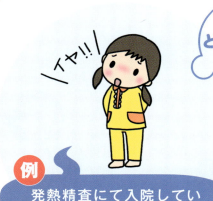

どうする？ ▶ ケアを拒否する理由をアセスメントする

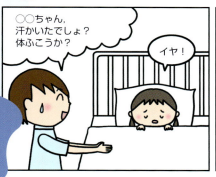
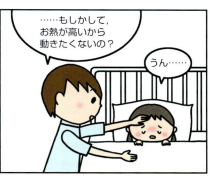

例：発熱精査にて入院している8歳女児．清潔ケアをしようと患児に話しかけたが，「イヤ！」と拒否された．

●子どもの状況を理解しよう

　このようなときは，子どもが置かれている状況や，取り巻く環境についてまず考えましょう．子どもの立場になって，どのような思いで「イヤ！」と表現したかをアセスメントします．

　とくに急性期の子どもは，身体的苦痛や精神的苦痛により，大きなストレスが生じています．ただでさえ病院という慣れない環境に戸惑っているなかで，見慣れない医療者とのやりとりは，緊張の対象にもなり得ます．

　この例では，今すぐに清潔ケアが必要なのかどうかを検討する必要があります．発熱により倦怠感があって，清潔ケアを拒否しているのかもしれません．その場合には，まず解熱と倦怠感の軽減を優先したケアを考え，清潔ケアは体が楽になったときに行うとよいでしょう．

　また，「何をされるのかわからない」という不安な気持ちから，ケアを拒否することもあります．ケアの際に使用する物品を見せるなど，子どもでもわかるように説明して，不安の軽減に努めましょう．

　なかには気持ちを素直に表現できず，我慢してしまう子どももいます．医療者のペースになってしまわないように，一度立ち止まって，子どもの立場で考えてみることも大切です．

子どもはよい意味で思ったことをストレートに表出してくれます．実習中に「イヤ！」と子どもに拒否され，どうしたらよいか途方にくれてしまうこともしばしばかと思いますが，拒否されるのは，看護師を含む医療者も同様です．
子どもが素直に表現できるのは，関係性を築き始めているからとも考えられます．拒否されたからといって臆することなく，子どもの思いを受け止めてみてください．

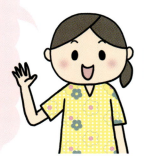

ポイント
- 子どもの状態をアセスメントし，子どもの立場で考えて，本当に今必要なケアかどうかを考える．
- 何をするのかを子どもにわかりやすく伝え，ケアに対する不安を軽減する．

こんな場合はどうする？

内服を嫌がる子ども ▶ 嫌な気持ちを表出し気持ちを切り替えてもらい，多職種の専門性を生かしたかかわりを行う

　子どもが内服を拒否した場合，嫌な気持ちなど，感情を表出してよいことを伝えます．泣いてしまってどうしようもない場合は，少し時間をおいて落ち着いてもらうことも必要です．

　時間をおき，子どもの気持ちが切り替わったら，再度，子どもと向き合える環境を整えます．内服ができたときには，子どものがんばりをほめましょう．

　私たち看護師が内服の介助を行う際には，時間管理をしています．長い時間をかけて説得すると，子どもは内服に対する嫌な気持ちを増強させてしまうからです．そのため，1人の看護師だけで内服介助を行うのではなく，多職種で連携をはかり，内服についてみんなで取り組むようにしています．

　内服方法についても，子どもや家族も含めて，それぞれができる範囲を，医師や薬剤師，保育士などと連携して考えています．

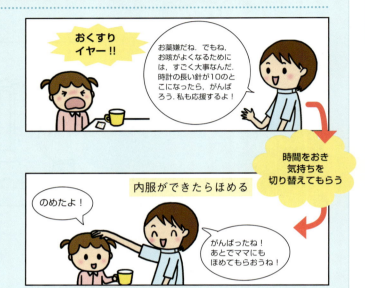

子どもに拒否されて不安を訴える親 ▶ 悩みを話しやすい雰囲気をつくり不安を軽減

　「子どもをあやしても泣き止まず，手をあげられた」と不安を訴える親には，どのように声をかけたらいいのでしょうか．

　入院中の子どもは疾患や治療，環境の変化など，さまざまな不安やストレスを抱えているため，言動が変化することがあります．親はそれを心配しますが，これらは一時的な現象であり，めずらしくないことを伝えましょう．親も，子どもの言動の理由を理解できれば，不安を軽減できます．

　また，子どもの入院に対して，親は責任を感じ，罪の意識や後悔の気持ちに苦しみます．とくに，第一子の場合や，周囲の支援が受けられない場合には，育児のとまどいや不安も重なり，強い不安を生じると言われています．

　そのため，看護師は，親と信頼関係を築き，悩みを話しやすい雰囲気をつくることで，親の不安や緊張を和らげる必要があります．

　また，親は子どもの世話をがんばりすぎてしまうこともあります．看護師は，親自身の休憩時間を確保するために，ナースステーションで子どもを預かるなど，親の役割の一部を代行することもあります．

　そして，悩みや不安の内容によっては，ほかの専門職（医師，管理栄養士，臨床心理士，理学療法士など）との連携が必要になることもあります．

　小児科では，患児と親はひとつとして考えるといわれており，両親を含めた支援が重要となります．親が安心して穏やかにかかわることは，子どもの情緒安定にもつながるからです．小児看護学実習では，ぜひ，親への支援も考えてみてください．

障害があり言葉で表現できない子どもとのかかわりかた

知っておこう！

普段の様子について情報収集しておこう！

　低酸素脳症や遺伝子異常などにより，肢体不自由で，自力で動くことや，言葉で表現できない子どもも多くいます．こうした子どもに対しては，乳児でも同じですが，医療者側のペースでケアを行いやすくなってしまいます．そのため，言葉で訴えることができない子どもたちの表現していることを，見逃さず察知する観察眼を養う必要があります．

　たとえば，「いつもより苦しそうな表情になっている」「緊張が強くなっている」など，普段と異なる点を見つけ出すことが重要です．

　そのためには，親など，主となる養育者から，普段の生活や子どもの特徴を聴取する必要があります．どのようなときにどのような反応や表現をするかは，個別性が強く，一定ではありません．情報をもとに，変化を見逃さず対応することで，不快を取り除き，安楽に導くことができます．

　また，脳性麻痺の子どもでは，体の変形や拘縮もあり，動くことで痛みを伴うことや，音に敏感であることを考慮し，細やかなケアが必要になります．

　寝たきりであるからといって，退院するまで寝ているわけではありません．病状が改善すれば，バギーなどに座り上体を起こして散歩すること，覚醒時は遊びで刺激を与えることなど，提供できる看護はたくさんあることを知っておきましょう．

　子どもが何を訴えているのか，見て，聞いて，感じて把握し，安楽に過ごせるように心がける必要があります．

ポイント
- 児の特有のサインを知り，見逃さないように，よく観察する．
- リラックスできる体位，子どもの嗜好などを具体的に情報聴取し，できるだけ自宅と同じように生活できるようにし児の安心・安楽につなげる．

脳性麻痺とは…
出産前後に脳の一部が障害を受けたために，四肢の運動障害および姿勢の異常が生じるものです．独立した疾患名ではありません．
症状の出方は1人ひとり異なり，さまざまな型があります．手足が突っ張って硬くなる「痙直型」，不随意運動が生じる「アテトーゼ型」，弛緩して自発運動が困難な「弛緩型」，バランスがとりにくくなる「失調型」などがあります．

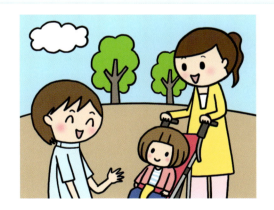

引用・参考文献
1) 原田香奈ほか：医療を受ける子どもへの上手なかかわり方．日本看護協会出版会，2013．
2) 笹木忍：子どもの身体的痛みの評価と対応．小児看護，34(8)：949〜957，2011．
3) 竹田佳子：病気や障がいをもつ子どもと家族のストレス．小児看護，37(7)：790〜796，2014．

メモ

領域別コミュニケーション

母性看護学

母性看護学実習では，妊娠，分娩，産褥という変化を理解し，妊産婦がどんな思いで出産・育児に臨んでいるのかを感じながらかかわっていく必要があります．また，本人だけでなく，家族とのコミュニケーションも大切です．一緒に新しい家族の誕生という，かけがえのない時間をつくっていきましょう．

執筆　後藤 淳子

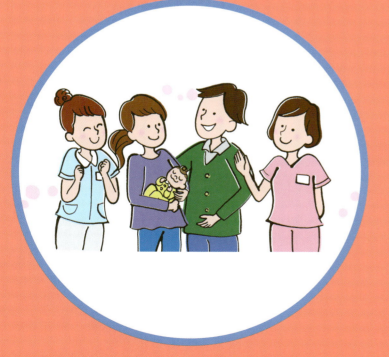

1. 妊産婦をとりまく状況を知ろう！
2. 妊産婦の状況・思いとかかわり方を知ろう！
3. どうする？臨地実習のこんな場面

Illustration：舩附 麻衣

1 妊産婦をとりまく状況を知ろう！

妊娠と出産をめぐっては，予期せぬ若年妊娠の問題，不妊治療の問題，出生前診断や出生後の児に異常が認められた場合の問題，流産および死産の問題，人工妊娠中絶の問題など，実にさまざまな問題があります．
　ここでは，とくに現代のわが国で，妊産婦がどんな状況にあるのかをみていきます．

出産年齢の上昇，ハイリスクな妊産婦の増加

　近年，女性の社会進出に伴う晩婚化や，生殖医療技術の発達など，妊娠・出産をとりまく社会は大きく変化しています．こうした状況下で，**高年出産が増加してハイリスクな妊産婦・新生児が増え，帝王切開率も上昇しています．**

　このように，妊産婦をとりまく環境は，社会的にも身体的にもより複雑になっています．

■出生順位別にみた母の平均年齢（歳）

	総数	第1子	第2子
昭和25年	28.7	24.4	26.7
平成2年	28.9	27.0	29.5
12	29.6	28.0	30.4
17	30.4	29.1	31.0
22	31.2	29.9	31.8
25	31.6	30.4	32.3
26	31.7	30.6	32.4

厚生労働省：人口動態統計

■帝王切開率の変化（診療所を除く一般病院）

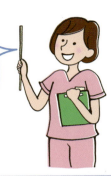

平成8年 14.7%／平成11年 17.4%／平成14年 17.9%／平成17年 21.4%／平成20年 23.3%／平成23年 24.1%／平成24年 24.8%

厚生労働省：平成26年医療施設調査・病院報告

分娩場所

　1950年代を境に施設分娩（病院，診療所，助産所）が増加し，現在では，**99%が施設内分娩となっています．**

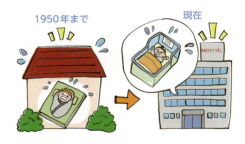

1950年まで　→　現在

妊産婦死亡率

　妊産婦の保健医療の水準を示す妊産婦死亡率は，1995年までは欧米諸国のトップクラスと比較すると日本は高率でしたが，2006年ごろには改善され，2014年では2.8%となっています．

　引き続き，妊婦への保健指導の徹底や医療体制の整備のほか，高年出産の増加に伴い増えている**ハイリスク分娩に対しての安全確保や，母児の緊急搬送体制の確保**など，妊娠中の管理や分娩ができる体制の充実をはかる必要があります．

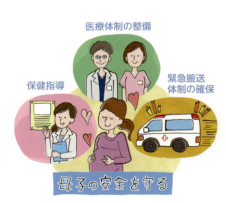

母子の安全を守る　保健指導／医療体制の整備／緊急搬送体制の確保

合計特殊出生率

合計特殊出生率は，女性が一生のうちに産む子どもの数を反映し，再生産年齢（15〜49歳）にあたる女性の1年間の出生率を年齢ごとに計算し合計したものです．

わが国では，戦争直後の1947年から1949年にかけて，出生数が年間260万人台と多く，合計特殊出生率も4を超えていました（第1次ベビーブーム）．

しかし，その後は減少をたどり，1956年には合計特殊出生率が人口置換水準[*1]の2.24を下回り，2.22となりました．

昭和40年代に入ると，第1次ベビーブーム期に生まれた人たちの出産適齢期に入り1971年から1974年には出生数は年間200万人を超え，第2次ベビーブームとなりました．

しかし，その後は再び減少に転じ，1989年には，"ひのえうま[*2]"の1966年を下回って戦後最低の1.57となり，この頃から「少子化」が社会問題として認識されるようになりました．

2015年の出生数は100万5,677人，合計特殊出生率は1.45となり，先進各国の中でも低い数値となっています．

■ 出生数と合計特殊出生率の推移

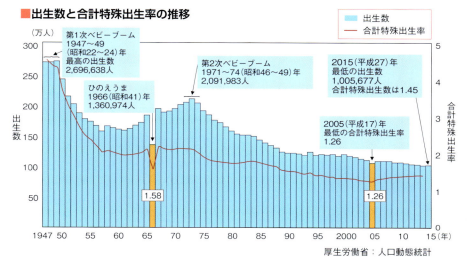

厚生労働省：人口動態統計

[*1] 人口置換水準：ある死亡の水準の下で，人口が長期的に増えも減りもせずに一定となる合計特殊出生率の水準のこと．
[*2] ひのえうま：丙午（ひのえうま）とは干支（えと）の1つで，この年に生まれた女性は気性が激しいという迷信があり，この年に子どもを生むのを避けた夫婦が多いと考えられている．

高度生殖医療

日本で最初の体外受精が報告されたのは1983年ですが，その後30年間での生殖医療の進化と普及はめざましいものがあります．

高度生殖医療（ART）による出生児数は2001年に年間約13,000人（日本の出生数の1.1％）でしたが，増加傾向にあり，**2010年には約29,000人（2.7％）**に達しています．この数字は今後も着実に増加傾向となることが予測されています．

産後うつ病

近年では核家族化などによって養育環境も著しく変化し，**母親の育児不安やこころの問題**が顕在化しています．

とくに産後うつ病は，発見・治療が遅れると，生活能力や育児能力が低下し，乳幼児を含めた家族に大きな影響を及ぼします．そのため近年では，予防的介入が行われることが多くなりました．

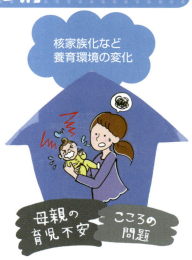

ART：assisted reproductive technology，生殖補助医療

2 妊産婦の状況・思いとかかわり方を知ろう！

初産婦と経産婦はどうちがう？

初産婦では，初めての妊娠・分娩に対する不安や胎児の健康状態に対する不安・心配が大きくなります．

一方，経産婦では，異常妊娠，異常分娩などの経験や入院中の苦痛体験などがあると，これらの経験から心配が引き起こされる可能性もあります．

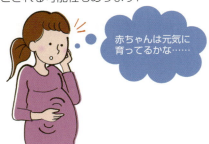

→ かかわり方のポイント！

不安・心配を取り除く

産婦の精神状態をよく観察し，不安や心配が強い場合はそれらの原因をできるだけ取り除くように努め，精神的に安定した状態で分娩に臨めるように援助することが大切です．

「今，一番心配なことは何ですか」「何かあれば，何なりとおっしゃってくださいね」「いつも応援しています．一緒にがんばりましょう」などと声をかけましょう．

不安に対してすぐに解決しよう，すぐに何かしようと思うのではなく，その様子を観察しスタッフに伝えることが大切です．

スタッフと一緒にかかわり，不安や心配を抱える産婦さんの気持ちに寄り添い，一番必要なケアを考えましょう．

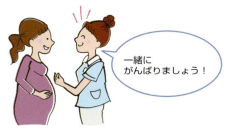

分娩期はどんな思い？

分娩時には，子どもにいよいよ会えるという期待とともに，「分娩に耐えられるかどうか」「子どもが正常に生まれてくるかどうか」などの不安，緊張，動揺などが大きい時期でもあります．

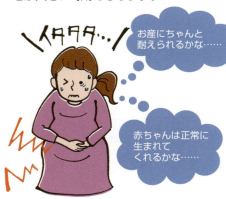

→ かかわり方のポイント！

緊張をやわらげ，安心してもらう

産婦や家族が，看護者に"見られている"と感じるのではなく，"見守られている"と感じられるような，温かいかかわりを心がけます．

学生のみなさんは，まずは自己紹介をお忘れなく．緊張するかと思いますが，それ以上に緊張するのは，産婦と家族です．できるかぎり落ち着いた態度を心がけましょう．

そして，はっきりした普段と同じ声のトーンで，表情を柔らかくして話すようにしましょう．産婦や家族が安心できるように意識したかかわりが必要です．

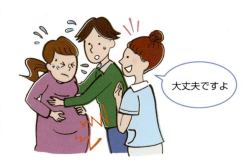

産褥期は母親になるための大切な時期！

　女性は出産することによって生物学的には母親となりますが，心理的にはすぐ母親になれるわけではありません．出産直後の早期母子接触や子どもへのタッチングなど，身体的接触を通して母親意識の形成を促進します．しかし，出産に対して否定的な感情をもっている場合は，子どもへの関心が乏しくなったり，愛着形成を拒否する傾向にあります．そのため，産褥早期は母児愛着形成および発達にとって重要な時期と考えます．

ルービン（Reva Rubin）による母親役割行動の適応段階

受容期（産褥2～3日）
- 依存的で受け身的な態度を示す時期
- 眠ること，食べることなど基本的欲求を満たすことに関心が向く
- 子どもが生まれたこと，自分が子どもを産んだこと，自分の身体から子どもが分離したことなどの情報を受けたがる
- バースレビュー（p.102 参照）を行う
- 子どもに対しては，指で触れたり，向かい合う態度がみられる

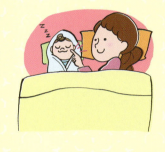

保持期（産褥3～10日）
- 自立する前の時期
- エネルギーが出てくる．依存性がなくなり，自分の身体のコントロールができるようになる
- 育児技術の習得や子どもの世話を積極的にするようになる
- 新生児に対する責任を感じるようになる
- 自らの身体機能がスムーズに働いているか，母乳が十分に分泌されるか，育児技術があるかに関心が向く
- 育児に積極的であるほど，上手くいかない場合には失敗感をもち，傷つきやすい状況になる

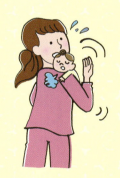

解放期（産褥10日～1か月）
- 母親役割を受け入れていく時期．
- 家族との役割を再調整する．母親以外の役割を放棄したり，優先度を下げたりして，子どもの生活に自分の生活を合わせていく

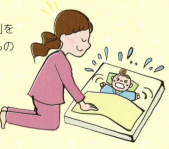

出産体験を肯定的に受け止めることは重要！

　分娩後の多くの女性は，出産が無事に終わったことに対する安堵感や達成感，出産にかかわった医師，助産師，看護師などスタッフに対する感謝の気持ちを表出します．

　しかし，産痛への対処や努責がうまくできなかったり，分娩経過に異常があったことなどを「期待通りのお産ができなかった」ととらえたり，医療従事者に対する不満を抱いている場合は，出産体験に対する自己評価が否定的になり満足度が低くなることがあります．

　産褥2～3日目ごろまでに，「バースレビュー」（分娩の振り返り）を行います．

「バースレビュー」（分娩の振り返り）

まず，産褥経過に伴う身体的変化と身体的疲労の回復についてフィジカルアセスメントを行い，母親が出産体験について話せる状態にあるかを判断することも重要です．

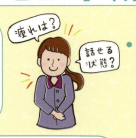

母親にねぎらいの言葉をかけたうえで，出産体験について語ってもらいます．

母親の話し方，語気の強さ，言葉づかい，顔や目の表情を観察し，いきいきと話そうとしているのか，または話すことを嫌がっているのか，躊躇しながら話していないかなど，母親の語りの背景にある感情にしっかり留意することも必要です．

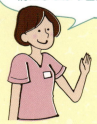

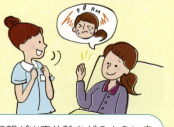

このとき，母親が出産体験をどのように自己評価しているかをアセスメントします．

　出産体験は，母親意識の発達における重要な要素であり，産褥早期の母親の自尊心や母子相互作用に肯定的または否定的な影響を及ぼします．

　たとえば，予期していなかった帝王切開を受けた場合，正常分娩で出産した母親に比べて，出産体験を否定的に受け止めることが多くなっており，子どもに対して敵意を表す，愛着を示さないなどの傾向があることがわかってきました．

　一方で，帝王切開による否定的感情に対して，出産体験の意味づけを行う心理的ケアがなされれば，母親の愛着行動が直接阻害されることはないという報告もあります．

　出産体験が肯定的にとらえられるよう支援することは，その後の母子関係，家族関係によい影響を与えるということも認識しておきましょう．

産褥期のフィジカルアセスメント

産褥期のフィジカルアセスメントは，産褥経過に伴って変化する「退行性変化」と「進行性変化」の2側面から行います．

退行性変化

生殖器や全身の状態が非妊時の状態に回復する変化を示し，
①子宮等生殖器が非妊時の状態に復古，
②分娩時産道にできた創傷が治癒，
③体重，体力，ホルモンバランスなどの全身の生理機能が非妊時の状態へ回復
の3つに分けられます．

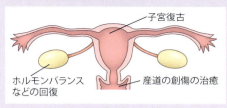

進行性変化

乳腺に起こる変化のことで，乳汁分泌活動を示します．

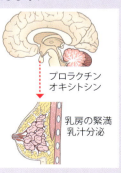

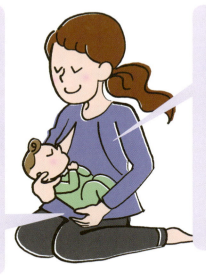

コラム　男子学生の母性看護学実習

　1990年にカリキュラムが改正され，男女の区別なく母性看護学実習ができるようになりました．看護は対象である人間を理解することから始まり，それは男女両性の理解を意味します．

　したがって，男子学生も女子学生同様に，成熟期の母性機能を理解する必要があります．男性看護師の活躍や夫の立ち会い分娩，夫の育児参加などが期待される中で，男子学生の行う母性看護学実習は十分に意義があります．

■**父性について考えてみよう**

　生命誕生の場面に接し，生命の尊厳や母性の尊重についての考えを深めるとともに，父性について考える機会にもなります．

　分娩第1期の援助では，可能なかぎり夫とともに，産婦が一番苦しい時期に援助を行います．補助動作やマッサージ，呼吸法などにより痛みを共感しましょう．産婦や夫，家族との間に良好なコミュニケーションや関係を築き，分娩の喜びを共有できるとさらに学びが深まるでしょう．

■**産婦に不快な思いをさせないよう配慮しよう**

　実習中は処置やケアの際に，産婦が不快感や羞恥心をできるかぎり持たないように配慮が必要です．

　とくに，性器に直接触れるような悪露交換や乳房マッサージなどは，事前に教員や指導者と相談し，受け持ちをする時点で「どこまでの範囲なら実施や見学が可能であるか」を決めておくと実習が行いやすいでしょう．

　見学のみであっても，看護記録や担当スタッフから情報を得ることでアセスメントを行えます．

　また，授乳室や大部屋などでは，担当産婦以外への配慮も必要ですので，事前に確認しておきましょう．

3 どうする？ 臨地実習のこんな場面

場面① 経産婦で「指導することが何もない」

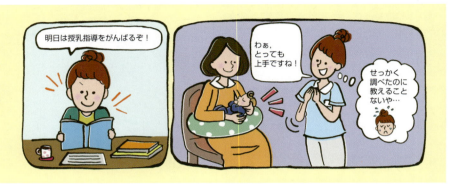

経産婦を担当．授乳手技も良好で，身体的にも問題がなく順調な経過をたどっている．情報収集もしてしまった．自分が指導することも何もないような気がする．居場所がない．初産婦を担当している学生が羨ましい……．

経産婦だからといって，順調とはかぎらない．個別性をふまえてアセスメントしよう！

よく，「何もすることがなくなってしまった」という学生の声を耳にします．また，「いろいろ指導がしたいので初産婦を担当したいです」と希望する学生もいます．

しかし，本当に経産婦に対しては何もすることがないのでしょうか？ 正常からの逸脱はなく順調に経過しているか，子どもへの愛着は形成されているか，子どもの養育環境は整えられているかを，情報収集のうえ，専門的な視点でアセスメントすることが重要であり，実習での大きな学びでもあります．

そもそも，第1子のときの分娩や産褥期は順調な経過だったのでしょうか．第1子が早産でNICU入院となり，第2子が初めての母児同室のこともあります．また，施設が異なれば，母児異室制，母児同室制などスタイルが異なる場合もあります．

ほかにも，第1子は経腟分娩だったのか，帝王切開だったのか，また，母乳栄養だったのか，混合栄養だったのか，そして，今回の栄養への希望はどうでしょうか．さらに，家に帰ってから第1子とのかかわりに不安はないでしょうか？

経産婦だからといって，一方的な固定観念で，「順調な経過をたどるだろう」と決めつけることは危険です．しっかり個別性をふまえたうえでアセスメントを行い，必要なケアを行っていきましょう．

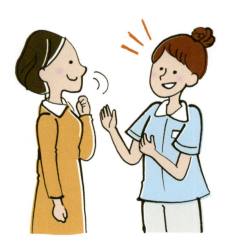

NICU：neonatal intensive care unit，新生児集中治療室

場面② わからないことを聞かれた

病院のスケジュールを聞かれたけれどわからない．書類を渡された．対応や答えがわからない質問をされた．知らない知識の質問をされた．
「赤ちゃんの爪が伸びているみたい……」「乳房マッサージを自分でやるのが面倒．やらなくちゃダメ？」「トイレに行きたくなったらナースコールするように言われているの．でも自分で行けそうな気がする」

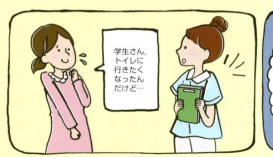
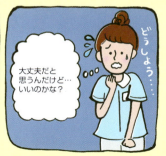

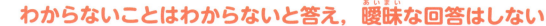

わからないことはわからないと答え，曖昧（あいまい）な回答はしない

わからないことはわからないと，きちんと言える勇気を持ちましょう．曖昧な，もしくは間違った回答・対応をすることで，患者さんとの信頼関係が崩れてしまうこともあります．

患者さんの投げた質問や言葉はしっかりキャッチしてください．ここでしっかりキャッチすることで患者さんとの信頼関係は強くなります．

もし間違った回答・対応をしたときに，最終的に迷惑がかかってしまうのは患者さんです．そのため，臨地実習においても，現場においても報告・連絡・相談は非常に重要です．

実習に備えて勉強してきたことであっても，スタッフや教員に確認してから返答しましょう．

わからないことは，答えを濁（にご）したり，曖昧にしたりせずに，質問されたことを必ずスタッフに伝えます．

その場合，患者さんには，「申し訳ありません．私はわからないので，担当のスタッフに伝えます」などと答えましょう．

ただし，患者さんは返答を待っていますので，スタッフに伝えるときは，今すぐに返答が欲しい状況なのか，それとも待てる状態なのか，自分がどのように返答したのか，対応した状況も含めて報告と相談をしましょう．

曖昧なままでのケアは非常に危険です．とくに次ページの2つのような例が，実習や臨床現場でも起こりやすい場面です．注意しましょう．

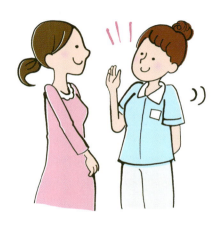

例①
不十分な確認でケアをすすめてしまう

学生が2型糖尿病のAさんに昼食を配膳しようとした際,「これからインスリン投与をするから一緒に単位を確認して」と言われた.

学生は,「インスリン投与の確認行為は薬剤投与になるため,学生がやってはいけないのでは」と考えたが,Aさんはインスリン投与歴が長かったことから,「大丈夫だろう」と思い,Aさんに促されるままに確認行為を実施し,インスリンを投与した.

その直後,スタッフが確認のために訪室すると,Aさんは昼からインスリン投与量の減量指示が出ていたが,学生はそこまで情報収集ができていなかったため,指示と違う量で投与していたことがわかった.

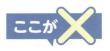

学生は薬剤投与の確認を行ってはダメ！

➡学生は,薬剤投与の確認行為をしてはいけません.このような場合は自分で確認は行わず,必ず指導者やスタッフに報告し,確認してもらいましょう.

例②
エラーを見つけたのに指摘できない

学生はスタッフから依頼されてBさんの昼食を配膳しようとしたが,医師から禁飲食の指示が出ていることに気づいた.

しかし,スタッフから「配膳をお願いね」と言われていたため,自分が間違っているのだと思い込み,そのまま配膳してしまった.

しかし,Bさんが食事を終えたあとで,学生が気づいた禁飲食の指示が正しかったことが発覚した.

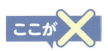

コミュニケーションエラーは事故の原因に！

➡実習中の学生にとって,スタッフに不安や疑問に思ったことを尋ねて確認するのは,ハードルが高いと感じられるかもしれません.

しかし,臨床現場でも,こうしたコミュニケーションエラーによる医療事故が多々発生しています.『確認すること』『伝える(指摘する)こと』は非常に重要なのです.事故が発生すると,患者さんやスタッフに迷惑がかかるのはもちろんですが,同時に,事故の原因を作ってしまった本人も大きく動揺し,心理面で深く傷つくことが多いです.

そのため,疑問や不安を抱いたら,必ず指導者やスタッフに伝えましょう.

臨床では多職種がチームで患者さんの援助を行っているため,チームで事故を防ぐという考え方があります.そのため,疑問に思ったことや不安に思ったことをそのままにして行動に移してしまうと,事故の危険につながります.

私たち臨床現場のスタッフも,とくに学生や新人スタッフが疑問や不安を伝えやすい関係性を意識して,築き上げていきたいと努めています.

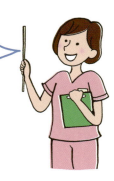

自分の考えをきちんと伝えよう！
「アサーティブコミュニケーション」

アサーティブコミュニケーションとは，相手の権利を侵害することなく，自分の伝えたいことを，誠実に，率直に，対等に表現するコミュニケーション方法です．

臨床現場でコミュニケーションを円滑に行えることは，事故防止だけでなく，ケアの向上にもつながります．学生のみなさんにとっても，実習での指導者やスタッフとのコミュニケーションにきっと役立ちますので，以下の2つを，ぜひ覚えておいてください．

→ 覚えておきたい！ 2つのテクニック

① Iメッセージ

何かを伝えるとき，主語を「私：I」にします．

たとえば，学生のみなさんが行動計画を伝えた際に，スタッフからアドバイスされて，「自分の伝えたいことが伝わっていない」と感じることもあるかと思います．

その場合，「スタッフさんの言うことは違います」と相手を否定するのではなく，「私はこういう考えでこの援助を考えました」というように主語を「私：I」にして伝えることで，自分の考えや思いを相手に対して適切に伝えることができます．

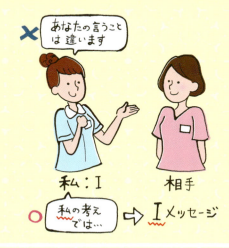

② 2チャレンジルール
(Two-Challenge Rule)

「疑問があるときには2回言う」というルールです．

自分の伝えたことに対して相手から返事がないときや，疑問や気がかりなことがあればもう一度声に出して伝える，そして伝えられた側はそれに応じる，というルールです．

臨床現場はさまざまなモニターの音，ナースコール，人の会話などの音にあふれています．そんな中で，学生がスタッフに声をかけると，聞こえなくて返事をしない場合もあるかと思います．

このような場合，学生は「無視されてしまった」「機嫌が悪いからだ」などと，ネガティブな感情にとらわれやすくなります．

私たちスタッフは，いつでも声をかけやすい雰囲気を心がけていますが，状況によっては難しいこともあるかもしれません．

そこで，声をかける側のみなさんも，できるかぎり相手に対して確実に聞こえるように，少なくとも2回は伝えるように意識してください．

この「2チャレンジルール」を，学生のみなさんもしっかり使っていきましょう．もし1回伝えて相手から反応がなかった場合や，状況が変化しない場合，2回目には異なるアプローチで伝えることも必要です．

引用・参考文献
1) 矢野章永編：看護学教育 臨地実習指導者実践ガイド．医歯薬出版, 2012.
2) 横尾京子編：助産師基礎教育テキスト 2013年版 第6巻 産褥期のケア 新生児期・乳幼児期のケア．日本看護協会出版会, 2013.
3) 村瀬聡美, 我部山キヨ子編：助産学講座4 基礎助産学4 母子の心理・社会学．医学書院, 2008.
4) 松木光子監, 宮地緑ほか編：看護学臨地実習ハンドブック—基本的考え方とすすめ方．金芳堂, 2010.
5) 横尾京子ほか編：ナーシング・グラフィカ 母性看護学① 母性看護実践の基本．メディカ出版, 2013.
6) 母子衛生研究会編：母子保健の主なる統計 平成23年度刊行．母子保健事業団, 2012.

メモ

領域別コミュニケーション

精神看護学

Part 1 精神疾患の患者さんについて理解しよう！

Part 2 実践！精神疾患の患者さんとのコミュニケーション

執筆　宮本 晶

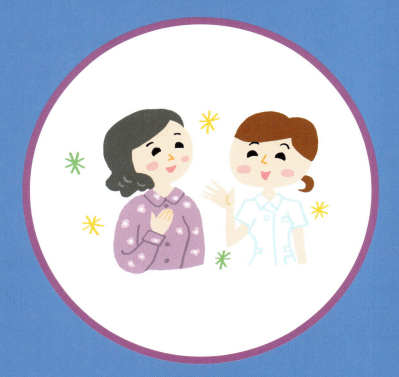

Illustration：ARI

Part 1

精神疾患の患者さんについて理解しよう!

精神科について，みなさんはどのようなイメージをもっていますか？ もし，不安やネガティブな印象をもっていたとしても，実習でコミュニケーションを重ねていけば，きっと楽しくなります！ Part1では，コミュニケーションを始めるために知っておきたい基礎知識を解説していきます．

精神疾患の患者さんを理解するためのポイント

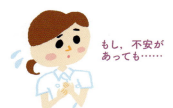
もし，不安があっても……

コミュニケーションを重ねれば，楽しくなる！

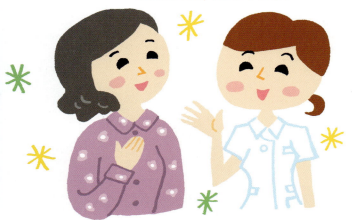

❶ 精神疾患の患者さんは，社会のなかでどんな存在？

❷ 精神疾患ってどんな病気？

❸ 精神疾患ってどんな治療をするの？

❹ 精神疾患の患者さんとのコミュニケーションの基本は？

Part 1 精神疾患の患者さんについて理解しよう！

1 精神疾患の患者さんは，社会のなかでどんな存在？

精神疾患は長期の入院が必要？

精神疾患というと，「一生入院しなければならない」「治らない病気」というイメージを抱いている人もいるかもしれません．しかし，近年では，代表的な精神疾患である統合失調症やうつ病の軽症化が指摘されていて，入院せずに社会生活を送っている人のほうが圧倒的に多いのです．

とはいえ，わが国の精神科の平均在院日数は，平成26年患者調査によると，291.9日と，他科に比べて圧倒的に長くなっています．OECD諸国のデータと比較しても，入院期間が長いことがわかります．

この理由として，在院日数が10年以上の**社会的入院**が多いこと，地域での受け皿が少ないことなどがあげられます．

> **社会的入院**
> 医学的には入院の必要はないにもかかわらず，家庭でケアが受けられないなどの理由で長期の入院を続けること

傷病分類別にみた年齢階級別退院患者の平均在院日数

精神及び行動の障害		291.9 日
	血管性及び詳細不明の認知症	376.5 日
	統合失調症，統合失調症型障害及び妄想性障害	546.1 日
神経系の疾患		82.2 日
循環器系の疾患		43.3 日

厚生労働省：平成26年患者調査

2005年の退院者平均在院日数（診断分類別精神および行動の障害）

デンマーク	5.2 日
フランス	6.5 日
アメリカ合衆国	6.9 日
イタリア	13.3 日
オーストラリア	14.9 日
カナダ	15.4 日

OECD Health Data 2008

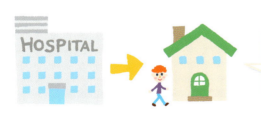

アメリカ合衆国の平均在院日数は6.9日

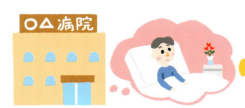

日本の平均在院日数は291.9日!!

入院医療から地域生活へ

こうした状況から，厚生労働省は，平成16年9月に『精神保健医療福祉の改革ビジョン』を策定し，「入院医療中心から地域生活中心へ」という方針を示しました．

改革ビジョンの4本の柱として，「国民意識の変革」，「精神医療体系の再編」，「地域生活支援体系の再編」，「精神保健医療福祉施策の基盤強化」が掲げられています．

しかし，地域ケアシステムを整えるための法律も予算も十分ではなく，実現にはかなりの困難が伴うと予想されています．

◀ 精神保健福祉施策の改革ビジョンの枠組み[5]

精神保健福祉施策について，「入院医療中心から地域生活中心へ」改革を進めるため，
①国民の理解の深化，②精神医療の改革，③地域生活支援の強化を今後10年間で進める．

国民の理解の深化
「こころのバリアフリー宣言」の普及等を通じて精神疾患や精神障害者に対する国民の理解を深める

精神医療の改革
救急，リハビリ，重度などの機能分化を進め，できるだけ早期に退院を実現できる体制を整備する

地域生活支援の強化
相談支援，就労支援等の施設機能の強化やサービスの充実を通じ市町村を中心に地域で安心して暮らせる体制を整備する

基盤強化の推進等
・精神医療・福祉に係る人材の育成等の方策を検討するとともに，標準的なケアモデルの開発等を進める
・在宅サービスの充実に向け通院公費負担や福祉サービスの利用者負担の見直しによる給付の重点化等を行う

↓

「入院医療中心から地域生活中心へ」という精神保健福祉施策の基本的方策の実現

Point!

平成26年の患者調査によると，精神疾患患者は392.4万人で，4大疾患（がん，脳卒中，急性心筋梗塞，糖尿病）よりも多くなっています．そのため近年では，精神疾患を加えて5大疾患といわれています．精神疾患のなかでは，うつ病，統合失調症，不安障害が多くなっています．

◀ 平成26年の精神疾患の患者数（医療機関に受診する患者の疾病別内訳）[6]

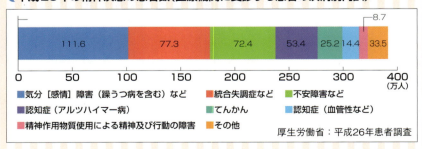

厚生労働省：平成26年患者調査

Part 1 精神疾患の患者さんについて理解しよう！

2 精神疾患ってどんな病気？

ここでは，前ページで述べたように，精神疾患のなかで患者数が多い，「統合失調症」と「気分障害」について解説します

統合失調症

どんな人に多い？

10歳代後半〜20歳代の青年期が好発年齢といわれています．経過や症状は多様であり，原因もいまだ確定していませんが，先天的要因と環境的要因が複雑に絡まり合って発症すると考えられています．

症状は？

幻覚・妄想などの「陽性症状」，意欲の低下などの「陰性症状」のほかに，認知機能障害が主な症状としてあげられます．

陽性症状・・・あるはずのないものが現れる

- 幻覚：実際にはないものがあるように感じられる．幻聴，幻視，幻嗅，幻味
- 妄想：被害妄想（他者から害を加えられると思い込む）注察妄想（監視されていると感じる），被毒妄想（毒を入れられたと思い込む），誇大妄想（自分が特別な人間であると感じる）
- 思考の障害：思考奪取（だっしゅ）（考えを他人に奪われてしまう），滅裂思考（めつれつ）（思考にまとまりがなくなる）

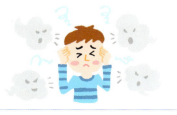

陰性症状・・・感情や意欲が減退する

- 感情鈍麻（どんま）：喜怒哀楽が乏しくなり，周囲や自分自身への反応が少なくなる
- 無為：自発性，能動性が低下する
- 自閉：外部との接触がなくなり，自分の世界に閉じこもる

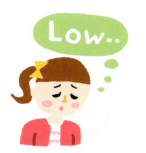

Point!

統合失調症は，100人に1人弱が発症するといわれており，精神科入院患者の50％を占める代表的疾患です．

平成26年の精神病床入院患者の疾病別内訳[6]

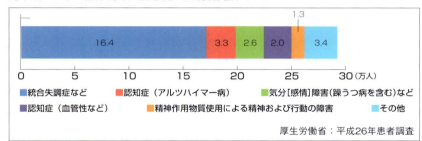

厚生労働省：平成26年患者調査

気分障害

どんな人に多い？

好発年齢は20～25歳ですが，全世界において，あらゆる年齢層や社会背景，男女のいずれにも認められており誰でも発症する可能性のある病気です．過重な労働，失業，近親者との死別，身体的な病気などによるストレスが発症の引き金となる場合もあります．

症状は？

精神疾患の国際的な分類法であるICD-10によれば，気分変調の持続によって苦痛を感じたり，日常生活に著しい支障をきたしたりする状態のことです．

気分障害は，単極性うつ病（大うつ病）と双極性障害（躁うつ病）に分けられますが，一般的には，単極性うつ病のことをうつ病とよんでいます．

> 近年，こうした症状の特徴にあてはまらない「新型うつ病」が話題になっていますが，こちらは，医学的に確立された概念ではないことに注意しましょう．

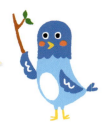

単極性うつ病（大うつ病）

抑うつ気分，または，ほとんどすべての活動における興味または喜びの喪失のいずれかが，2週間以上続くことを基本的特徴とし，精神運動制止（抑制），集中力・注意力の減退，自信喪失，罪責感，易疲労感，決断困難，自殺念慮（自殺を考える），自殺企図（自殺を行動に起こす）などがみられます．

また，睡眠障害，倦怠感，食欲低下，便秘，頭重感，頭痛，性欲減退など多彩な身体症状が出現します．症状が進むと，気分の日内変動が見られます．一般的には朝方気分が悪く，夕方になると幾分改善します．

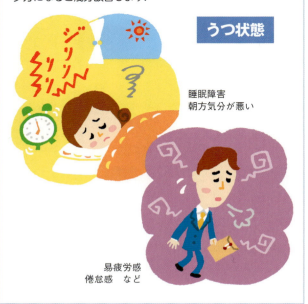

うつ状態

睡眠障害
朝方気分が悪い

易疲労感
倦怠感　など

双極性障害（躁うつ病）

双極性障害は，躁状態とうつ状態を繰り返す病気です．躁状態の中核症状は気分と欲動の亢進であり，感情面では爽快，高揚，思考面では観念奔逸（考えが次々に浮かんでくる状態）と誇大妄想，意欲と行動面では多弁・多動，身体面では睡眠欲求が減少し，眠らなくても元気な状態が続きます．

一転して，うつ状態になると憂うつで無気力な状態となり，これを交互に繰り返します．躁状態のときには金銭を浪費したり，他者とのトラブルを起こす患者さんがかなりいます．

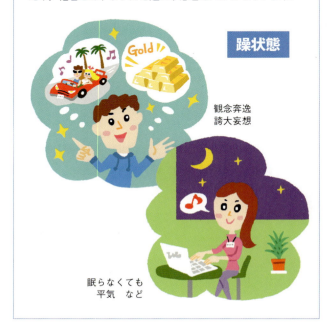

躁状態

観念奔逸
誇大妄想

眠らなくても
平気　など

3 精神疾患ってどんな治療をするの？

精神科の主な治療方法としては，精神療法，薬物療法，身体的療法，社会療法があげられます．

精神療法

治療者と患者さんの1対1の対話を通じて，患者さんの精神的な安定や人格的な成長をはかることを目的として開発された治療法です．

当初は神経症の治療法として考案されましたが，現在ではあらゆる精神疾患を対象として，さまざまな精神療法が試みられています．

フロイトが開発した精神分析療法と，ロジャーズの提唱した支持的精神療法に代表され，そのほかにも，芸術療法，遊戯療法，認知行動療法（p.117参照），家族療法などがあります．

同じ疾患の患者さんの小グループを対象とする集団精神療法も普及しつつあり，医師以外にも，看護師，臨床心理士，精神保健福祉士，作業療法士などさまざまな職種が関与しています．

薬物療法

①精神病治療薬の特徴と種類

精神科治療の中心となっているのが，薬物療法です．精神症状に応じて，統合失調症や躁病には抗精神病薬，うつ病には抗うつ薬，神経症には抗不安薬，といったさまざまな種類の精神病治療薬が用いられます．

抗精神病薬は，統合失調症の治療薬としてクロルプロマジン塩酸塩が1952年に導入されて以来，その効果が認められて広く普及します．

抗精神病薬には第一世代の定型抗精神病薬のほかに，より副作用が少なく，意欲減退や感情鈍麻などの陰性症状にも効果がある第二世代の非定型抗精神病薬があり，現在では非定型抗精神病薬が治療の第一選択となっています．

Point!

精神に作用する薬の総称を「向精神薬」といい，精神疾患の治療に用いる薬を「精神病治療薬」といいます．

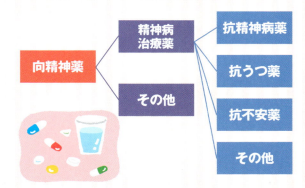

②薬物治療の副作用

　精神病治療薬にはさまざまな副作用があり，これが怠薬につながる1番の理由です．患者さんが苦痛を訴えることができない場合もあるため，どんな副作用が出現しているのかを観察するのも，看護師の重要な役割です．

　精神病治療薬の副作用で，よく見られる症状としては，めまい，ふらつき，口渇，鼻閉，頻脈，動悸，眠気，薬疹，便秘，尿閉，性機能障害，けいれん，舌のもつれ，パーキンソン症状などがあります．**悪性症候群**といった重篤なものもあるため，注意が必要です．

悪性症候群
さまざまな精神病治療薬で生じる副作用で，高熱・筋強剛・意識障害などをきたし，ときには死にいたることもあります．

Point!
精神病治療薬は有効性が高い半面，副作用があったり，患者さん自身は効果を実感しにくいといった問題を伴っています．そのため，患者さんが薬の服用を中断してしまうこと(怠薬)が問題となりやすいのです．

服薬の「コンプライアンス」「アドヒアランス」「コンコーダンス」って？

　従来，患者さんの服薬状況に関して「コンプライアンス（服薬指示遵守）」という用語が使われてきましたが，WHOは強制的なニュアンスを避けるため，「アドヒアランス（患者の主体的・継続的な服薬）」という用語の使用をすすめています．

　また，近年では患者さんが服薬の必要性を理解し，医師との合意のもとで治療への主体的な参加の一環として服薬する姿勢を意味する，コンコーダンスという概念も浸透しつつあります．

- **コンプライアンス** ‥‥医師の指示を遵守

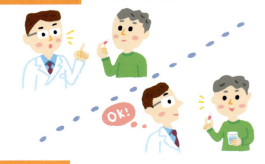

- **アドヒアランス** ‥‥患者さんが主体的に服薬
- **コンコーダンス** ‥‥医師の合意のもと，治療への主体的な参加の一環として服薬

身体的療法

①電気けいれん療法

　ECTもしくは通電療法とも言い，頭部に通電することによって脳内神経伝達を正常化すると考えられますが，その機序は厳密に明らかにされていません．

　現在では，手術室で麻酔科医による全身麻酔を行い，より侵襲の少ないパルス波を用いる修正型電気けいれん療法（m-ECT）が開発され，広く用いられています．重症うつ病，自殺リスクの高い患者さん，妊婦などに適応があるとされています．

　また，最近では麻酔がいらずECTと比べて安全な，磁気を用いた経頭蓋磁気刺激法（TMS）などが考案され，薬物療法抵抗性のうつ病のほか，統合失調症，強迫性障害，パーキンソン病，てんかんなどに試みられています．

②光療法

　強い照度の人工的な光を患者さんの全身に当てる治療法です．生体のリズムを整える作用があるとされ，一部の睡眠障害やうつ病の治療に有効であることがわかっています．

経頭蓋磁気刺激法（TMS）

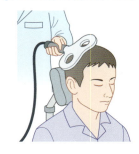 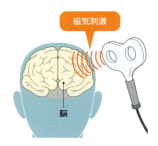

社会療法

社会療法とは，患者さんの社会復帰に向けて病院と地域社会をつなぐための活動の総称で，古くから行われてきた作業療法(OT)，レクリエーション療法，生活指導などに加え，近年では社会生活技能訓練(SST)，心理教育，認知行動療法(CBT)などもさかんに取り組まれています．

レクリエーション療法

遊び，ゲーム，スポーツ，季節行事などへの参加により，欲求不満の解消や集団活動の心地よさの体験を通して病状の回復をはかる方法で，作業療法よりも適応範囲が広く柔軟性に富んでいます．

認知行動療法(CBT)

思考のゆがみを是正して，「ものの見方」や「現実の受け取り方」を意味する認知の修正をはかる精神療法(p.115参照)です．社会適応を重視する点で社会療法としての側面も有し，社会生活技能訓練の理論的な裏付けとなっています．

作業療法(OT)

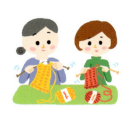

作業能力の向上を通じて，生活適応能力の回復をはかるためのリハビリテーション技法で，プログラムは，手芸，工作，絵画，陶芸，園芸，料理，パソコン，各種スポーツ，器楽演奏，カラオケなど，多岐にわたります．

社会生活技能訓練(SST)

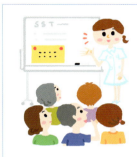

「生活技能訓練」ともよばれています．対人関係を中心とする社会生活技能，症状や服薬の自己管理にかかわる日常生活技能を高める方法で，認知行動療法を理論的な支えとしています．

知っておこう！ 精神疾患と政策・法律

自殺対策の取り組み 『自殺総合対策大綱』

わが国の自殺者数は，平成23年まで，14年連続して3万人を超える水準で推移してきました．

自殺はうつ病との関係が深いことがわかっており，政府は平成24年8月に『自殺総合対策大綱』の改訂を行い，うつ病対策と合わせて自殺対策に取り組んだ結果，平成26年の自殺者数は24,025人となり，自殺者数は6年連続の減少となりました．

精神科で使われる法律 『精神保健福祉法』

精神科の入院治療と外来治療，リハビリテーション活動については，精神保健福祉法(正式名称：精神保健及び精神障害者福祉に関する法律)によって規定されています．

さらにこの法律では，精神障害者の福祉の増進および国民の精神保健の向上をはかるために，「精神障害者の医療及び保護を行うこと」「精神障害者の社会復帰の促進，自立と社会経済活動への参加の促進のために必要な援助を行うこと」「精神疾患の発生の予防や，国民の精神的健康の保持及び増進に努めること」が定められています．

ECT：electroconvulsive therapy，電気けいれん療法
m-ECT：modified electroconvulsive therapy，修正型電気けいれん療法
TMS：transcranial magnetic stimulation，経頭蓋磁気刺激法
OT：occupational therapy，作業療法
SST：social skill training，社会生活技能訓練
CBT：cognitive behavioral therapy，認知行動療法

4 精神疾患の患者さんとのコミュニケーションの基本は？

精神疾患の患者さんの性格やコミュニケーションの特徴

精神疾患の患者さんの性格やコミュニケーションには，以下のような特徴があります．

- 優しくて繊細
- 過去に傷ついた経験がある人が多い
- 幻覚・妄想については修正がききにくい
- 発病当時の年齢で精神年齢が止まっていることが多い（とくに統合失調症）
- 家族関係や背景に問題があり，傷ついている人が多い
- 常識にとらわれない
- 発想が豊か
- 芸術的才能がある人が多い
- 病棟に来る学生に興味津々で，面倒見がよい人が多い
- 怒っているように見えても実は困っている場合がある

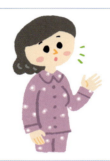

看護学生がとるべき基本姿勢

患者さんの性格やコミュニケーションの特徴を理解したうえで，以下のような原則を守る必要があります．

- 患者さんを理解したいという心からの関心を持って接する
- 患者さんのところに行くときは笑顔を忘れないようにする
- 患者さんの生きてきた人生・背景や家族関係などを大切にして敬意を持って接する
- 適切な距離感を保ち，患者さんのパーソナルスペースを守る（ベッドサイドは患者さんの特別な空間です）
- たとえ親しくなってもなれなれし過ぎないように注意する（タメ口は絶対ダメ！！）

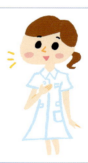

引用・参考文献
1) 山本勝則ほか編著：看護実践のための根拠がわかる精神看護技術．メヂカルフレンド社，2015．
2) 武井麻子ほか：系統看護学講座 専門分野Ⅱ 精神看護学［1］精神看護の基礎．医学書院，2013．
3) 佐藤壹三監，清水順三郎編：新体系看護学全書 精神看護学2 精神障害をもつ人の看護．メヂカルフレンド社，2011．
4) 上島国利：うつ病治療・ケアの最前線．月刊ナーシング，34（7）：79～87，2014．
5) 厚生労働省：知ることからはじめよう みんなのメンタルヘルス総合サイト―精神保健医療福祉の改革ビジョン
http://www.mhlw.go.jp/kokoro/nation/vision.html （2016年11月25日検索）
6) 厚生労働省：知ることからはじめよう みんなのメンタルヘルス総合サイト―精神疾患のデータ
http://www.mhlw.go.jp/kokoro/speciality/data.html （2016年11月25日検索）

Part 2
実践！ 精神疾患の患者さんとのコミュニケーション

Part1で学んだ基礎知識をふまえ，Part2では，実習でよく出会う精神疾患特有の症状をもつ患者さんとのコミュニケーションについて学んでいきます．
患者さんの状態を適切に把握し，必要なケアを考えていくために，基本的な接し方を学んでいきましょう．

精神疾患の患者さんとのコミュニケーションのポイント

❶ 意欲がわかない患者さん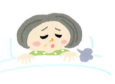

❷ 不安が強い患者さん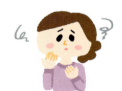

❸ 拒否が強い患者さん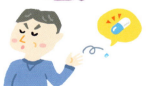

❹「死にたい」と訴える患者さん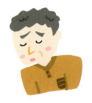

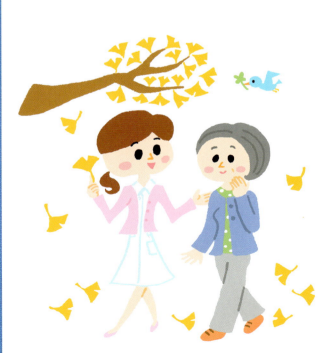

1 意欲がわかない患者さん

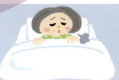

70歳代,女性,うつ病
見守りがあれば身の回りのことは自分でできているが,「何もできない」が口癖であり,食事とトイレ,入浴以外はずっと臥床している.

まずはこうする！

ADLと意欲レベルのアセスメント

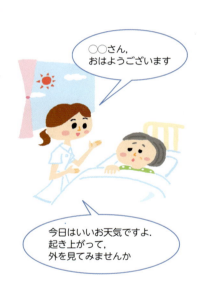

○○さん,おはようございます

今日はいいお天気ですよ.起き上がって,外を見てみませんか

高齢者のうつ病では,若い患者さんに比べて,うつ症状が慢性化する傾向があります.

慢性化したうつ症状の1つとして,意欲低下があげられます.病状は安定したように見えても,活動する意欲がわかない場合には,患者さんの言動をよく観察し,ADLと意欲のレベルを見極める必要があります.

ADLと意欲のレベルが的確にアセスメントできていないと,自力では起き上がれない患者さんに起きるよう無理強いしたり,起きられる患者さんをいつまでも介助することになります.

病状経過を視野に入れながら,患者さんは今,精神的・身体的にどのような状態にあるのかを的確に見極めることが,**患者さんの意欲を引き出し,結果的にADLを高めていくこと**に通じます.

Advice!

自分でできることを看護師に頼む患者さんに,できることは自分でするよう促すことも,本当に困っている患者さんに手を差し伸べることも,どちらも大切な援助です.

考えていくケアは…

①（ADLに問題があり,自力でベッドから起き上がれない場合）起き上がる動作の介助

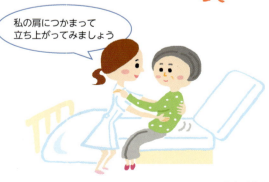

私の肩につかまって立ち上がってみましょう

自力でベッドから起き上がれないようであれば,起き上がる動作の介助が必要です.

ADL：activities of daily living, 日常生活動作

②（ADLに問題がなく，起き上がる意欲が低下している場合）
意欲を高める援助

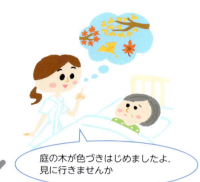

ADLには問題がないけれども，起き上がる意欲が低下しているのであれば，意欲を高めるための援助が必要です．

デイルームでの軽作業や散歩など，軽い運動をすすめる必要があります．患者さんの興味があることを探して一緒に実施してみましょう．

うつ状態にある人にとって有効な刺激

運動刺激：
　散歩など軽い運動，好きな運動
感性刺激：
　音楽・美術の鑑賞や演奏・制作
人間関係刺激：
　誰かと楽しく会話すること
課題刺激：
　解決できる問題に取り組むこと

ここに着目！ケアのポイント

エネルギーを回復し，自信を取り戻してもらう

うつ状態とは，強過ぎる刺激にさらされ，体力と気力の限界を越えた活動を続けた結果，エネルギーを使い果たすとともに，自信を喪失した状態であると考えることができます．

意欲が低下した状態の人に対して，無理な行動を強いると意欲低下をさらに増強させかねません．したがって，**うつ状態からの回復は，しばらく刺激を遠ざけ，エネルギーを蓄え直すことによって可能になります．**

ところが，刺激の乏しい環境に慣れ過ぎると，ちょっとした刺激にも過敏となって，自分から行動を起こすことが億劫になり，不安を呼び起こされやすくなります．そこで，適度な刺激に触れることが行動を起こそうとする意欲の向上につながる可能性があります．

たとえば担当看護師や学生など，信頼できる相手のつき添いにより，無理に頑張らなくても適度な刺激に触れられる機会が得られると，刺激に触れた心地よさとともにエネルギーの回復を実感し，自信を取り戻すことができます．

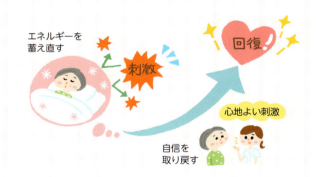

Advice!

人と接する機会の少ない患者さんにとっては，学生が受け持ちとしてかかわること自体が，よい人間関係刺激となります．
学生の接触をきっかけに，ほかの患者さんとの人間関係や，運動，音楽，美術など，さまざまな刺激に触れる機会を意図的に作ることによって，患者さんの活動範囲が拡大するように工夫してみてください．

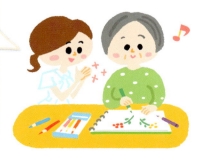

2 不安が強い患者さん

40歳代，女性，統合失調症
「なんとなく悪いことが起こりそうな気がする」と，漠然とした不安を訴えている．

まずはこうする！

日頃から心配ごとを話してもらえるよう声かけをする

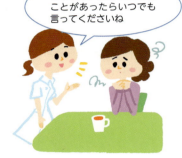

○○さん，何か気になることがあったらいつでも言ってくださいね

不安は精神医学的な治療を必要とする「病的な不安」と，誰でも持ちうる「健康な不安」に大きく分けられます．「健康な不安」は原因が了解可能であるのに対し，「病的な不安」は原因が了解困難であることが特徴です．

「病的な不安」の原因が了解困難なのは，患者さんが，妄想などによる認知の歪みから，現実離れした解釈に走ってしまう場合や，不安が自覚されないままに身体症状の形をとってしまう場合です．**不安の原因が患者さんにも看護師にも了解困難のままでは，不安の緩和や解消をはかることができません**．そこで，日頃から「心配なことはないですか」「気になることがあったらいつでも言ってください」などと声をかけ，率直な感情表現を促す必要があります．

考えていくケアは…

①「不安を抱えていらっしゃるようなので心配です」と率直な感情を表現して不安の理由を尋ねる

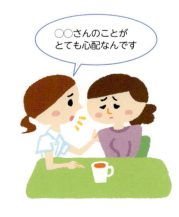

○○さんのことがとても心配なんです

患者さんの多くは，病状や生活状況に起因するさまざまな不安を抱えていますが，言葉で明確にはできないまま，誰にも訴えられないことがよくあります．その結果，患者さんは根強い不安を抱えていても見過ごされてしまいがちです．

病名は何であれ，強い不安を抱いて苦しんでいる患者さんは，不安の理由が自分でもよくわからないうえに，誰にもわかってもらえない孤独感によって苦しみが倍増していると考えられます．

そこで看護師は，苦しんでいる患者さんを心配し，どのような不安を抱えているかを知りたいと思っていることを，率直な感情表現によって伝えます．これにより，多少なりとも**患者さんの孤独感を和らげることができます**．

また，**看護師の率直な感情表現は，患者さんが不安にまつわるそれ以外の感情を表現する呼び水となって，患者さんが不安の本当の理由に近づくことを促します**．

Advice!

うつ状態の患者さんの不安は，思い当たる原因やきっかけとなった現実の出来事がある場合が大半ですが，不安の根強さには，現実離れしたところがあります．一方，統合失調症の患者さんでは，不安の訴えが，被害妄想に根ざす現実離れした内容であっても，患者さんが，現実に不安になるのも無理はないような状況に立たされている場合があります．
このように不安の内容は人それぞれですが，疾患にかかわらず，患者さんが不安を抱えて困っていることは同じです．患者さんが不安を表出しやすい環境を作ることを心がけ，「ここは安全な場所です」と患者さんに伝えることが大切です．

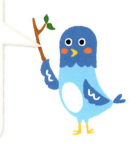

②不安の程度に合わせて，患者さんが安全と感じられる環境を作る

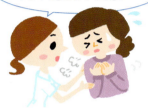

○○さん，ここは安全ですよ．ゆっくり息をしてください

ペプロウによれば，不安には軽度，中等度，重度，パニックの4つの程度がありますが，「軽度から中等度」と「重度からパニック」の2つに分けて考えるとわかりやすいでしょう．
重度からパニックの状態になると，振戦，瞳孔散大，発汗などの身体症状も伴うので，原因や状況を説明するよりも，患者さんが看護師を信頼し，安全だと感じられるような環境を作ることが求められます．
軽度から中程度の不安であれば，タイミングを考えながら，原因や状況についての学習を促したり，適応を助けたりすることによって和らげることができます．

こんな対応は×！ 幻覚・妄想を否定する

統合失調症による幻覚・妄想や，認知症にみられる夜間せん妄や被害妄想は，患者さん自身にとっては現実そのものです．
したがって，安易に否定しても不安を強め，看護師に対する不信感を生じさせる危険があります．不安が増強し，恐怖や孤独感が高まると，患者さんは脅かされた自己を守るため周囲に対して攻撃的な言動を示す場合もあります．

不安の原因に関する患者さんの解釈が現実離れしたものであっても，その内容を頭から否定することを避け，患者さんの不安な気持ちが和らぐような対応を心がけることが大切です．
それにはまず，不安の原因について，患者さんの被害的な考え方に深入りせず，**不安な気持ちとそれに伴うそのほかの感情について語ってもらうように，促すことが重要です．**

ここに着目！ケアのポイント

現実の世界に関心を寄せてもらい，リラックスしてもらえる雰囲気をつくる

多くの場合，不安には恐怖をはじめ，怒り，嫌悪，孤独，寂しさ，悲しさ，落胆など，さまざまな不快な感情が伴っているものです．それらの感情を多少なりとも自覚し，表現することによって，不安の原因は突き止められなくても，不安そのものが和らいでいくはずです．

また，患者さんにはできるだけ現実の生活に関心を向けてもらいながら，リラックスした雰囲気づくりを心がけます．今この場が安全であり，差し迫った心配は何もないことを伝えることによって，安堵感や安心感を作り出すことも大切です．

3 拒否が強い患者さん

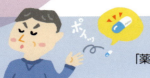

統合失調症，60歳代，男性
「薬を飲んだら頭がおかしくなってしまう」と，服薬を拒否している．

> まずはこうする！

拒否の理由を率直に聞いてみる

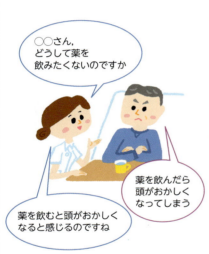

拒否とは，「自分に向けられた要求，希望を受け入れず拒絶する状態（日本精神科看護協会）」のことです．看護師は，食事，服薬などの治療的処置から日常生活にいたるまで，さまざまな場面で患者さんからの拒否に遭遇します．

患者さんからの拒否には，「治療や服薬についての指示を守らない」「医療者に攻撃的な態度を示す」「医療者任せで治療に無関心」などさまざまなパターンがあります．

拒否の原因としては，「医療者側の説明不足」「患者の理解不十分」「医療不信につながる過去の経験」「精神疾患の既往」などが考えられます．

いずれにしても，**患者さんの治療拒否は，病状や患者-医療者関係の悪化を招くため，すみやかな介入が必要です．**

そこで，まずは落ち着いて患者さんと向き合い，「なぜ治療を受けたくないのですか？」と，治療や処置を拒否する理由を率直に聞いてみることが大切です．

◀拒否の原因として考えられること

- 医療者側の説明不足
- 患者の理解不十分
- 医療不信につながる過去の経験
- 精神疾患の既往

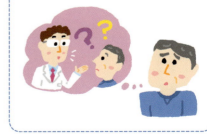

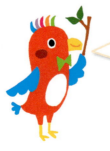

Advice!
服薬への拒否が強い場合は，薬の副作用が現れていないかどうかをよく観察したうえで，薬の飲み心地はどうか，口渇や便秘などの副作用はどうかについても具体的に聞きます．

こんなときどうする？　患者さんに陰性感情を抱いてしまった場合

患者さんの医療不信が根強く，患者さんの拒否に直面した看護師は，患者さんの態度や言動に対して怒りや嫌悪の入り混じった陰性感情を抱くこともあります．

看護師が自分の抱いている陰性感情を十分に自覚できていないと，患者さんの弱点ばかりが目につき，温かい気持ちで接することが難しくなります．

そのような状態が続くと援助関係が成り立たなくなってしまうので，プロセスレコードを用いたり，ケースカンファレンスを開いたりして，医療者側の対応のしかたを振り返ってみる必要があります．

学生のみなさんも，もやもやしたり困ったりした場合は，プロセスレコードを書いてみてください．自分の感情を振り返ると，次第に患者さんの気持ちもわかってきて，気持ちが楽になります．

そして，カンファレンスでぜひ話してください．ほかの学生から意見をもらったり，共感してもらうことで，患者さんへの理解がより深まるはずです．

考えていくケアは…

患者さんの立場に立って病状や治療の説明をする

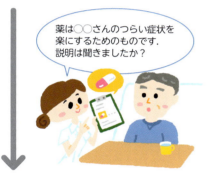

薬は○○さんのつらい症状を楽にするためのものです．説明は聞きましたか？

患者さんが治療に対して拒否的となりやすい理由の1つとして，**疾患や治療についての説明が不十分なままに，医師や看護師の指示に従わなければならないことへの抵抗感**があると考えられます．したがって，患者さんが疾患と治療についての理解を深め，納得して療養できる状況を作ることが重要です．

そこで，病状，治療，処置，予後などについて説明するときは，専門用語をそのまま用いた一方的な説明で終わらせるのではなく，患者さんの気持ちや病状を考慮し，何回かに分けて，ゆっくり行う必要があります．

その際には，患者さん自身が抱いている，病状，治療，処置，予後などに対する思いを，十分に引き出すことが大切です．

ここに着目！ケアのポイント

思いや理解度を確認し，不信感を取り除く

患者さんが治療やケアを拒否する背景には，疾患への不安や，治療・ケアへの不信感があります．そこには患者さんの誤解や思い込みが含まれていることもあり，看護師からすると，否定したくなる場合もあります．しかし，まずは患者さんの訴えに耳を傾け，気持ちを理解しようという姿勢を示します．

精神科医療の分野では，かつて，患者さんに疾患の理解や病状の自覚を深めてもらうのは難しいという考えから，インフォームドコンセントの有効性を疑問視する傾向がありました．現在では，医師は患者さんに病状や治療についての説明を行うようになりましたが，患者さんにとってはわかりにくいことも多々あるようです．そのため，看護師は患者さんの立場に立ち，説明の内容や，患者さんの理解度を確認することが大切です．

最近では，疾患についての説明を医師任せにせず，多職種が関与して，社会生活技能訓練（SST）や心理教育のなかで，疾病教育を行う取り組みが普及しています．このなかで，看護師も重要な役割を果たしています．

SST：social skills training，社会生活技能訓練

4 「死にたい」と訴える患者さん

50歳代，男性，うつ病
希死念慮のある患者さん．「もう死んでしまいたい」と訴えている．

まずはこうする！
思いをきちんと受け止める

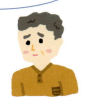

死んでしまいたいほどつらいお気持ちなのですね．お話ししてくださってありがとうございます

「死にたい」と切実に思っている人に接する場合，医療者側も緊張や動揺を強いられますが，患者さんは救いを求めて訴え，気持ちを聞いてほしいと考えていることを理解しましょう．

打ち明けてくれた患者さんの思いをきちんと受け止め，ほかのスタッフと情報を共有しながら，看護していくことが大切です．

学生のみなさんは，「〇〇さんのことが心配なので，今のお話を担当の看護師さんに伝えてもいいですか」と患者さんに断ってから，指導者に報告しましょう．

自殺企図のおそれが切迫している場合は，患者さんから目を離さずに付き添い，必要があればナースコールで応援を呼びます．

考えていくケアは…
①患者さんの思いを聴き，肯定的なフィードバックを行う

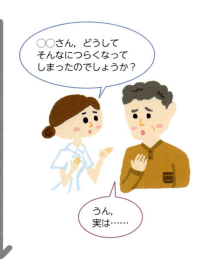

〇〇さん，どうしてそんなにつらくなってしまったのでしょうか？

うん，実は……

患者さんから「死にたい」という気持ちを告げられたら，何を感じるでしょうか．「本気ならば，なんとか止めなくては」と焦りや困惑を感じながらも，「口ではそう言うけれど，それほど深刻ではないのかも」と思うかもしれません．そして，そんな気持ちを患者さんに悟られたら，傷つけてしまうのではないかと不安になることもあるでしょう．

いずれにしても，**看護師は「自分がどう対応すべきか」に関心が向きがちで，患者さんの切羽詰まった思いをしっかり受け止め，苦悩の訴えを聞き届けようという姿勢を見失いかねません**．

そこで，患者さんの訴えに耳を傾けながら，どのように追い詰められているのか，何が一番つらいのかなどについて問いかけ，思いのままに語ってもらえるようにします．こうして患者さんの抱いている無力感，切迫感，閉塞感などに共感するよう努めます．

そのうえで，可能な範囲で，患者さんの肯定的な面をフィードバックしたり，事態を少しでも好転させるための提案や具体的な援助の申し出を行ったりします．

②TALKの原則にしたがって思いを傾聴し，患者さんの安全を確保する

（○○さんのことがとても心配です．本当に死のうと考えていらっしゃるのですか？）

希死念慮のある人と接するための原則として，「TALKの原則」があります．4つの項目に沿って，患者さんの思いを傾聴し，安全を確保しましょう．

こんな対応は×！▶「がんばって」などと励ます

看護師はつい，「心配し過ぎ」「あなたならできる」「がんばって」などと叱咤激励（しったげきれい）してしまいがちですが，患者さんにしてみれば，「精一杯やってもだめだったのに，これ以上何をやればいいのか」と思って，自信や自尊心が低下してしまいます．

TALKの原則

Tell
誠実な態度で話しかける
➡「あなたのことをとても心配しています」

Ask
自殺についてはっきり尋ねる
➡「自殺することを考えていますか？」

Listen
相手の訴えを傾聴する
➡死にたいほどつらいという患者さんの思いを徹底的に傾聴する

Keep safe
安全を確保する
➡危険物の除去など環境を整備する，危ないと感じたら患者さんを1人にせず，安全を確保する

病棟によって持ち込み禁止物品は異なりますが，希死念慮がある場合は，持ち物の確認が必要です．ナースコール，イヤホン，タオル，タイツなどひも状のもので縊首（いしゅ）＊したり，ビニール袋を被（かぶ）って窒息したり，鏡を割って手首を切ったりと，さまざまな方法で自殺をはかる患者さんがいるので，自殺の道具になり得るものを除去します．

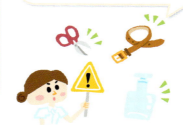

＊縊首：首をしめること

ここに着目！ケアのポイント

話を真剣に受け止めることで気持ちを和らげ，自殺防止につなげる

希死念慮のある人に自殺したい気持ちがあるかどうかについて聞くことは，死にたい気持ちを刺激して，自殺の危険を高めるのではないかと考えられがちです．

しかし，**1人で抱えていた死にたい気持ちは，話をはぐらかすことなく真剣に耳を傾ける人の存在によって多少なりとも和らぐ可能性があります．**また，自殺したいかどうかについて率直にたずねることは，自殺の危険がどのくらい高いかを的確に把握する機会になるので，むしろ自殺防止の可能性を高めます．

希死念慮がとくに強い場合には，危険物の預かりを含めた環境調整やそばでの見守りが必要になりますが，その場合も率直なやりとりを経ていれば，患者さんの自尊感情を傷つけることなく安全な環境を作ることができます．

充実した実習にするために

どんどん患者さんのところに行こう！

カルテからの情報収集も大切ですが，ベッドサイドやデイルームに行って，患者さんとたくさんコミュニケーションをとりましょう．

もし，担当患者さんに「今は1人にして」と言われてしまっても，デイルームに行けば，ほかにも患者さんがいます．患者さんは学生に対して優しい人も多いです．ぜひ，いろいろな人と話してコミュニケーションをとってみてください．

もし，実習初日に精神科に対して「暗い」「怖い」といったネガティブな印象をもっていたとしても，実習を通していろいろな人と出会ううちに，そうしたイメージは，実習最終日には消えているはずです．

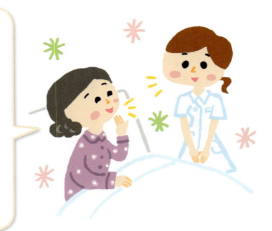

「人と向き合って話す」ことが大切！

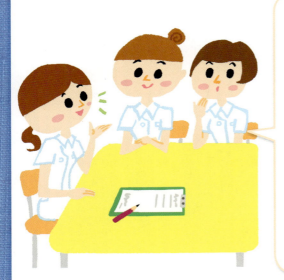

SNSの普及から現代は，インターネット上でのコミュニケーションが活発です．みなさんの中にも利用している人が多いのではないでしょうか．そして，普段の会話がLINEで済んでしまうために「実際に人と話すのは苦手」という人も，多いのではないでしょうか．

実習で感じたこと，困ったことなど，誰かに話したいこともあると思います．そんなとき，個人情報が特定される可能性のある内容を，気軽にLINEやFacebook，Twitterなどに書き込むことはやめましょう．

誰かに話を聞いて欲しい，何かを伝えたい，というときは，カンファレンスなどを利用し，仲間や先生に自分の言葉で伝え，話し合って，共有することが大切です．

友人や家族など，信頼できる人に話すのもよいですが，ここでも，個人情報の取り扱いは注意しましょう．

実際に人と向き合って話し合う時間を大切にできる人は，きっと患者さんとのコミュニケーションをとるのが上手な看護師になれるはずです．

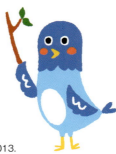

引用・参考文献
1）萱間真美：精神看護実習ガイド．照林社，2007
2）堀川英起ほか：うつ症状が慢性化した患者の回復過程に影響を与える要因．精神科看護，40（2）：57〜67，2013．

領域別コミュニケーション

在宅看護論

1. 訪問看護ってどういうもの？
2. 知っておきたい！訪問看護のマナー
3. 実践！訪問看護の会話技術

執筆　岩本 大希

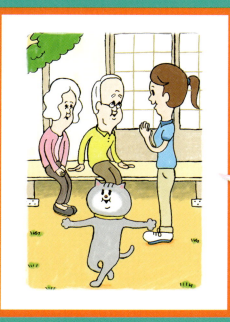

在宅看護は，住み慣れた家や，家の準ずる場所で病気や障害をもちながら生活している人とその家族を対象に提供する看護のことです．

平成20年に行われた終末期医療に関する調査では，60％以上の国民が「自宅で療養したい」と回答しています．一方で厚生労働省によると，死亡者数は2030年までに約40万人の増加が見込まれるものの，看取り先の確保が困難といわれています．現在，在宅医療の充実は，わが国において重要な課題になっています．

そのため，これから看護師となるみなさんが病院に就職するとしても，在宅医療・在宅看護について知っておかなければなりません．

在宅看護には外来や通所施設など，さまざまなかたちがありますが，本章では主に訪問看護について解説していきます．訪問看護とはどのようなものなのか，どのような利用者さんと，どのようにかかわるのかをイメージしてみましょう！

Illustration：てぶくろ星人

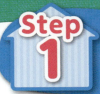 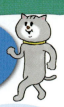

Step 1 訪問看護ってどういうもの？

訪問看護と保険制度

訪問看護は，国の保険制度にのっとった医療福祉ケアに位置付けられており，**医療保険制度**または**介護保険制度**で利用できます．

疾患や状態によって利用する保険制度は変わりますが，どちらの制度においても，訪問看護本来への目的や提供するサービスの価値は変わりません．

医療保険
【対象】
- 40歳未満の者および40歳以上の要介護者・要支援者以外
- 末期がんや，神経難病，人工呼吸器使用など，医療依存度が高い者

【被保険者】
- 医療保険加入者（全国民）

介護保険
【対象】
- 65歳以上の要介護者・要支援者
- 40〜64歳で特定疾病の要支援・要介護者

【被保険者】
- 第1号被保険者：65歳以上
- 第2号被保険者：40〜64歳の医療保険に加入している人

訪問看護師の仕事

訪問看護師は，**医師の指示**のもと，ケアマネジャーの計画や，自分たちの看護計画にのっとり看護を提供します．

具体的には，本人の意思の尊重・意思決定の支援，環境（家族関係，社会，物理的）の調整，セルフケア能力の維持と向上，苦痛や疼痛の緩和，症状のコントロール，生活リズムの整理，他職種でのチームビルディングなどのサービスであり，**生活全体を見渡したアセスメント**から看護問題を導き出すことが特徴です．

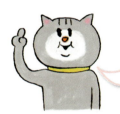

訪問看護師は，医療処置や決められたケアを行うためだけに訪問をしていると思われがちですが，それは業務のごく一部です．
もちろん，必要な処置やルーティンのケアを行うことは重要ですが，それはケアの一部でしかありません．本質的なサービスは，利用者さんが，自宅で疾患や障害と折り合いをつけながら苦痛なく生きていくためのニーズを達成することを目標としたケアなのです．

人員基準
- 保健師・助産師・看護師・准看護師を常勤換算で**2.5人**以上配置
- 管理者は**保健師・助産師**または**看護師**でなければならない
- 理学療法士・作業療法士・言語聴覚士は必要に応じて配置（必須ではない）

統計
- 訪問看護ステーション数は，約9,000か所（平成27年10月現在）
- 訪問看護ステーションに従事する看護職員数は約41,000人
- 訪問看護ステーションは，**小規模事業所が多く，看護職員数5人未満が約65％**を占める

近年の傾向※
- **重症化**：医療ニーズの高い利用者の増加
- **多様化**：重度障害のある小児，精神障害者，認知症など，利用者が多様化
- **複雑化**：1人暮らし，高齢者世帯，老老介護，認認介護など，複雑化した多問題を有する利用者の増加

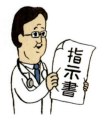
医師

指示

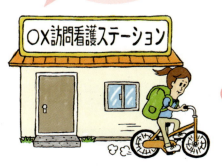

訪問看護

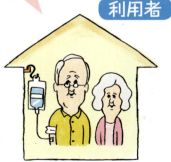
利用者

※日本看護協会ほか：訪問看護アクションプラン2025

訪問看護の利用者

在宅において看護師のケアを必要とする人は，多岐に渡ります．あげ始めると際限がなく，それぞれの利用者さんによって状況は異なります．まさに，学生のみなさんがよく言われる"個別性の看護"を求められます．

このように述べると，訪問看護を受けている利用者さんは，「何か特別な理由があって看護ケアが必要な方」と思われがちですが，ここで重要なのは，すべての利用者さんは，私たちや私たちの家族と，何ら変わりがない存在であるということです．

私たちや私たちの家族も，年齢を重ねていけばおそらく何かしらの疾患や障害を持つことが増えてくるでしょう．あるいは，慢性的ではなく，急な出来事として人生のステージが変わる瞬間が訪れるかもしれません．

そのときには，もちろん必要な治療やケアが行われますが，一時的に入院をしたとしても，一生そこに住むわけではありません．病院は住処ではなく，病院でしかないからです．必ず，家や，家に準ずる場所へ帰り，日々の生活が始まるのです．

その意味では，私たちが，毎朝起きて，朝食を食べ，日中はテレビを観たり，学校や仕事へ行ったり，外へ出かけたり，食事を作ったり，誰かと交流したり，家族で団らんし，食事をともにし，夜には床に就くという生活と，何ら変わりはありません．そこには，ただ，その人の過ごしたい生活があるだけなのです．

看護師は，その生活のほんの少しの時間をいただき，その人が過ごしたい生活を達成する，あるいは近づけていくための介入を，多方面から行い続けるのです．

●訪問看護利用例

- 認知症がありながら1人暮らしで，内服薬や生活のリズムがつくれない
- 神経難病で人工呼吸器を使用しており，高齢のパートナーが生活を支えている
- がんのターミナルステージで，最期を家で迎えたいと考えている
- 頸髄損傷による障害を持ちながらフルタイムで仕事をしている
- 糖尿病のコントロールが1人暮らしではうまくいかずに，入退院を繰り返している
- 褥瘡ができてしまい家族では柔軟な処置ができず，毎日医療者の目を必要とする

■傷病分類別訪問看護ステーションの利用者数

介護保険		健康保険法等	
循環器系の疾患	98,234	神経系の疾患	30,765
筋骨格系および結合組織の疾患	26,853	精神及び行動の障害	13,745
精神及び行動の障害	21,403	新生物	9,214
神経系の疾患	19,278	損傷，中毒及びその他の外因の影響	5,246
新生物	16,153	循環器系の疾患	4,445
内分泌，栄養及び代謝疾患	15,876	呼吸器系の疾患	2,610

厚生労働省：平成22年介護サービス施設・事業所調査

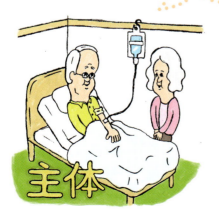
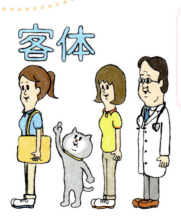
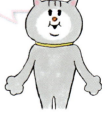

在宅看護では，もちろん，主体は生活をしている利用者さんとその家族であり，客体は私たち看護師やケアマネジャー，医師などのケア提供者です．その点は，コミュニケーションをとるうえでも，ケアの方向性や内容にも大きく影響し，常に大切にしなくてはならない視点です．

Step 2 知っておきたい！訪問看護のマナー

♥ マナーとは

"マナーって何？"と聞かれたら，みなさんはどう答えますか？ 礼儀や心構え，相手への配慮，と言う方もいるかもしれません．どれも正解だと思いますが，マナーのポイントとして，"相手における自分の価値を最大化するための手段"ととらえてもらいたいと思います．

たとえば，あなたが接客のアルバイトをしていると仮定します．仕事がとても早く丁寧であっても，お客様や仕事仲間へ横柄な態度をとれば，本来，自分が認められるべき価値を下げてしまうことになるでしょう．

あるいは，好きな異性と食事をしているとき，あなたが素晴らしい容姿を持ち，かつ魅力的な人物だったとしても，食べ方が常識からかけ離れていたり，店員に高圧的な態度をとったり，マナーを逸した所作であれば幻滅されてしまうかもしれません．

このように，それぞれの場面や，対する人に，本来与えられるはずの価値を最大限にするための手段がマナーであるということです．

それでは，ここで訪問看護に行く場面を想像しながら，必要なマナーについて確認をしていきましょう．

●訪問看護シミュレーション

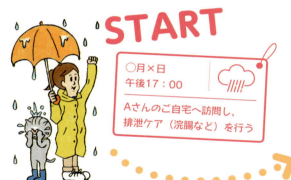

START
〇月×日
午後17：00
Aさんのご自宅へ訪問し，排泄ケア（浣腸など）を行う

マナー1 時間通りに訪問をする

訪問看護では時間を約束して訪問することがスタンダードです．もし遅れたり早まったりする場合は，必ず電話して伝えましょう．

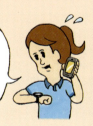

申し訳ありません，10分ほど遅れます

マナー2 玄関から上がるとき，家の中を汚さないよう注意する

玄関から家に上がるときは，雨などで濡れているカッパや傘，かばんなどで家の中を濡らさないように玄関ですべて整えましょう．濡れたもの・汚れたものなどは一か所へまとめ，靴も踵を揃えて邪魔にならないところにおきましょう．靴下は替えのものを用意しておき，もし汚れてしまっている場合は，履き替えます．

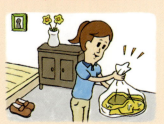

マナー3 訪問のあいさつをする

身支度を整えたら，部屋の中まで聞こえる声であいさつをしましょう．あいさつは礼儀の基本です．また，看護師が来たことをお知らせする意味もあります．

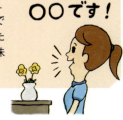

こんばんは！〇〇です！

マナー4 情報収集は敬意をもった言葉遣いで

看護師が訪問するまでの生活のことや，身体的・精神的な変化や困っていることなどがないか，会話を交わしながら情報収集をしていきます．原則的には尊敬語と謙譲語をきちんと使い分けます．

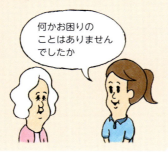

ここに注意
いきなり砕けた言葉遣いをしてはダメ！

在宅看護では利用者さん・家族と看護師との距離が近いため，砕けた言葉遣いも多くみられます．しかし，いきなりまねしてはいけません．砕けた言葉遣いは，すでに看護師が信頼関係を構築しており，かつその言葉遣いが意図を持って行われ，ケアの一環として効果がある場合に，初めて行います．

利用者さんや家族は，個人的な生活・身体・精神などについて，他者である看護師へ徐々に打ち明け，任せていきます．初めからラフなコミュニケーションをしても，信頼を獲得する効果は少ないと考えられます．

マナー5 自宅にあるものを使用するのは，必ず許可をとってから

訪問看護では家にあるもの，たとえばタオルや洗面所，ティッシュなどを使用させてもらう場面が出てきます．事前に確認をとっておくなど，勝手に使わず許可を得るようにしましょう．

家に置いてあるものは，利用者さんや家族のものであり，私たちのものではないことを肝に銘じておく必要があります．

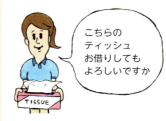

マナー6 後片付けをし，すべて元通りにする

最後に，借りたものや動かしたものなどはすべて元の位置に戻しているか，家の中を汚していないか，消耗品などを使い過ぎていないか，などを確認をし，ケアが終わり退出することを伝えます．あいさつも忘れずにしましょう．

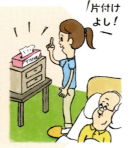

ここに注意
ゴミや汚物の処理については事前に確認を！

ゴミや汚物は処理の仕方や，処理する場所を事前に確認しましょう．

また，家族が食事中，または食事を用意している時間帯であれば，汚物などは最小限の動きで処理をし，何度も声をかけることは避けます．利用者さんだけでなく，家族の生活導線やリズムなどを崩さないよう心がけましょう．

♥ 訪問時の心構えは？

ここまで，マナーの基本的な部分を説明しましたが，看護師に求められるのは，対象とコミュニケーションをとりながらケアを行うことです．

ここでいうコミュニケーションには，口頭での会話だけではなく，ボディタッチ，目線，態度，表情なども含んでいます．

Step1で，ケア対象者とその家族が主体で，看護師は客体であると述べました．訪問時には，たくさんのコミュニケーションをとおして，その人が人生で何を大切にして，どのような生き方をしていきたいかの輪郭を定めていきます．そして，その際に注意すべきポイントは，自分の価値観を押し付けないように，相手の価値観を最大限に尊重して支援するということです．「こうすればよい」という絶対的な方法はありません．異なる価値観を持つ相手に対して，健康に生活していくための支援を最大限にしていくことが求められます．

Step 3 実践！訪問看護の会話技術

ここでは，実際に訪問看護の場面での会話をみていきます．利用者さんのどんな言葉から思いを読み取っていくか，また，そのうえでどんなふうに言葉を返していけばよいか，訪問看護師の会話の技術を学んでいきます．

事例①

Bさん，60歳，男性，ALS（筋萎縮性側索硬化症）
呼吸機能の低下が進行しており，血液ガス上では気管切開の適用範囲になっているが，まだ気管切開や人工呼吸器の利用をしていない．疾患への理解はあるが，これから症状が進行することへ向き合えずにいる状況．

 Bさん，最近，息苦しさなどが増えたりはしていませんか？

とくに息苦しさは大丈夫かな．① なんで？

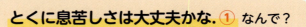 呼吸の回数が増えているような印象があるので，もしかしたら，と思いまして

ああ，でも確かに **ちょっと前よりはハァハァしているかもなあ．でもまだ大丈夫だよ**②

 そうなんですね．**どんなときにハァハァします？**③

トイレ行ったりして動いたらもちろんなるよ．**1〜2分くらいで落ち着くけどね**④

 そうなんですね．**でも，落ち着くならよかったです．**⑤
これ（BiPAP）を使ってみてもいいかもしれません．
楽になるのがもう少し早いかもしれませんよ

うん，まあそうだよね．でも日中はあまり触ってないからなあ

 日中はあまり使ったことがないのですね．
じゃあ看護師がいる今がちょうどいいので，試しにつけてみましょうか

はいはい

BiPAP：bi-levels positive airway pressure，呼吸の補助を目的として使用する人工呼吸器

③ **実践！訪問看護の会話技術**

Bさんの思い
① とくに息苦しさは大丈夫かな
② ちょっと前よりはハァハァしている かもなあ．でもまだ大丈夫だよ

➡ **呼吸機能の低下を認めたくない**

Bさん自身が，呼吸苦があることを認めたくないことがわかります．呼吸苦を認めることは，症状の進行を認めることになるからです．

Bさんの思い
④ 1〜2分くらいで落ち着くけどね

➡ **呼吸苦を認めるものの 重篤ではないことを強調**

Bさんは，「前よりはハァハァしている」と呼吸苦があることを言葉にはしましたが，「1〜2分くらいで落ち着くけどね」と，そんなに重篤でないことを改めて強調しています．

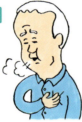

会話の技術
③ どんなときにハァハァします？

➡ **Bさんの言葉を使い，詳細をさらに聞く**

Bさんに呼吸苦を認めたくない思いがあることがわかったため，"息苦しさ"という単語ではなく，本人が使った"ハァハァする"という単語を引用し，Bさんが質問へ答えやすい聞き方をしています．

> このように，もう少し状況を確認したいときは，別の聞き方で質問を重ねることにより，不安を与えずに事実を聞き出すことができます．

会話の技術
⑤ でも，落ち着くならよかったです

➡ **肯定的な反応により不安を軽減**

ここでも，Bさんに不安を与えないよう，本人が強調する"すぐに落ち着くけど"というワードに対してポジティブな反応を示しています．

会話を通して呼吸苦の程度をアセスメントする

Bさんは，疾患の進行や症状などに対しての理解はありますが，これから自身の身体に起こることについては，まだ受け止めきれておらず，自分の呼吸機能が落ちていくことに対してやや目をそむけている状況です．

それでも，このまま呼吸機能の低下が進めば，気管切開を実施する・しないについて選択を迫られます．

そのため看護師は，Bさんの呼吸機能がどれくらい落ちていて，気管切開についての選択がいつ頃くるのかを，日々の観察によって予測していく必要があります．

また，それまでに，Bさんと家族が，Bさん自身の価値観に基づいて納得のいく選択ができるように支援していくことがポイントとなります．

呼吸機能の評価は，血液ガスのみでなく，複数の情報からアセスメントをしていきます．また，気管切開を行うタイミングは，本人の主観で，呼吸苦が増えて日常生活が難しくなったときに判断することが標準的です．そのため，日常生活の中で，本人の呼吸苦について観察・ヒアリングをしていくことが重要です．

気管切開に関する判断を行う際には，実施する・しないにかかわらず，それぞれの選択肢について本人がよく理解し，納得していることが重要です．そのために，**情報を提供し，理解を支援することも，看護師の重要な役割です**．

人工呼吸器については，どのような印象を持っているのかを確認していくとともに，必要なときに使える道具の1つであることを理解してもらいます．

そのため，症状について確認するコミュニケーションをとおして，人工呼吸器を使える場面を増やしていけるよう支援しています．

事例❷

Cさん，70歳代，男性，がんの末期
退院したばかりで，Cさんと家族はすでに病院で予後についても告知をされている．Cさんも妻も病状理解は良好で，最期は家に帰りたいと希望して退院してきた．訪問看護師はCさんと家族と会ってからまだ日が浅く，今日は退院後最初の訪問．

率直に聞きます．いま，Cさんにとって，**死は怖いものですか？**①

そりゃそうだよ．怖いよ．痛いのがイヤなんだ

そうですよね，怖いですよね．② 今は痛みはどうですか？③

まだ痛いね．だいぶいいけど

では痛み止めが効き始めていますね．
先生と調整しながらうまく痛みをとっていきますね．
イヤなのは痛いことだけでしょうか？④

それだけじゃねえけどさあ．
こいつ（妻）に迷惑かけちまうし，かといって病院はイヤなんだよ

病院には戻りたくないですもんね．⑤ 奥様はどうですか？⑥

私は……何が起きるかわからなくて，正直不安です．
薬のこととか処置とか教えてもらったけどうまくできないし……．
でも，この人の言う通りにはしてあげたいです

わかりました．お薬や処置については私たちにお任せください．
何かあったときはいつでもお電話ください．お答えと対応をする準備があります．
Cさんは，せっかく帰宅したので，したいことはありますか？
また，**これからはどうしたいですか？**⑦

こいつ（妻）に迷惑じゃなければ一緒にいたいよ

わかりました．大丈夫ですよ．
一緒にゆっくり過ごせるよう，看護師がお手伝いいたします

③ 実践！訪問看護の会話技術

質問の技術

①死は怖いものですか？
③今は痛みはどうですか？
④イヤなのは痛いことだけでしょうか？
⑥奥様はどうですか？
⑦これからはどうしたいですか？

相づちの技術

②そうですよね，怖いですよね
⑤病院には戻りたくないですもんね

➡ **相手の回答をそのまま受け止める**

患者さんとご家族が「どうしたいか」について話すときには，看護師の発言が大きく影響を与えてしまう場合があります．

そうした影響を避けるために，まずは質問への回答を受け止める意味で，オウム返しをするとよいでしょう．

看護師の"こうしたほうがいい"という主観はできるだけ捨てて，対象者と家族の情報とニーズを整理することが，目指すべきゴールへの第一歩となります．

➡ **質問法を工夫し，どうしたいかを聞いていく**

①④は クローズドクエスチョン（はい／いいえで答えられる質問）で，③⑥⑦は，オープンクエスチョン（自由に答えられる質問）です．2種類の質問方法を効果的に組み合わせることで，Cさんが"どうしたいか"をテーマに会話を進めています．

また，⑥は，"妻に迷惑をかけてしまう"というCさんの発言をふまえた妻への質問です．

このように，それぞれが持っている・大切にしている価値観を，言葉にして一緒に認識することが必要です．

本人と家族が思いを率直に話し，聞き合える場を提供する

Cさんは，予後を告知されて理解はしている様子ですが，恐怖を訴えており，現在と今後の状況に対して，戸惑っていることがうかがえます．

自分の人生の方針や，最後まで生きる場所の選択などは，すぐに決めることは難しく，あらかじめはっきりとした答えを出せる人は，ほとんどいないといえます．

それをふまえて，看護師は，Cさん本人がどのようなことに価値を見出し，大切な時間を使っていきたいのか，輪郭を定めていく作業をあせらずに進めていく必要があります．

本人が「できるかぎり家族と一緒に自宅で暮らしたい」と言っていたとしても，その言葉の中には，いろいろな思いが秘められています．

たとえば，「寝たきりになったら家族に迷惑をかけるので入院したい」「病院には絶対に戻りたくない」「家で最期を迎えたいが，痛みだけは必ずとってもらいたい」「できれば1か月後に温泉旅行に行きたい」など，人によって，さまざまな希望を持っているのです．

そして，このような場面で大切なのは，本人の価値観を尊重しながら，同時に家族の価値観も知っておくことです．本人と家族の思いが違っていることは珍しくありませんが，率直に質問し，お互いの思いを聞き合える場があると，その後の本人と家族間の思いのすり合わせに重要な機会になります．

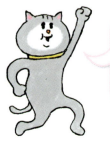

コミュニケーションをとおして，主体である利用者さんやご家族の価値観をとらえていくプロセスがわかりましたか？
みなさんもぜひ，本項を参考にコミュニケーションをとってみてください！

137

索引

数字・欧文

- 2チャレンジルール ………… 母107
- AIUEOTIPS …………………… 急24
- Andragogy …………………… 慢43
- ART …………………………… 母97
- BPSD ………………… 老67, 68
- CBT …………………………… 精117
- ECT …………………………… 精116
- GCS …………………………… 急24
- ICU …………………………… 急7
- Iメッセージ ………………… 母107
- JCS …………………………… 急23
- OT …………………………… 精117
- SST …………………………… 精117
- TALKの原則 ………………… 精127
- TMS …………………………… 精116

あ

- あいうえおチップス ………… 急24
- 悪性症候群 …………………… 精116
- アサーティブコミュニケーション
  ……………………………… 母107
- アドヒアランス ……………… 精116
- アリセプト …………………… 老69
- アルツハイマー病 …… 老68, 69
- 安静 …………………………… 小89
- アンドラゴジー ……………… 慢43
- イクセロンパッチ …………… 老69
- 意識障害 ……………… 急22, 24
- 意識レベル …………………… 急22
- 痛み …………………………… 小87
- 意欲低下 ……………………… 精120
- 医療保険 ……………………… 在130
- 陰性感情 ……………………… 精125

- 陰性症状 ……………………… 精113
- インフォームド・アセント
  ……………………………… 小85
- インフォームド・コンセント
  ……………………………… 小85
- ウェルニッケ失語 …… 急20, 21
- うつ病 ………… 精114, 120, 126
- 老いの受容・適応 …………… 老56
- オープンクエスチョン ……… 慢42
- 夫 ……………………………… 母99
- お話リスト …………………… 急18

か

- 介護保険 ……………………… 在130
- 回想法 ………………………… 老71
- 学童期 ………………………… 小79
- 家族 …………………………… 小82
- ガランタミン ………………… 老69
- 加齢による身体の変化 ……… 老53
- 感覚障害 ……………………… 老65
- 環境 …………………………… 老63
- 感染予防 ……………………… 小90
- 気管挿管 ……………………… 急17
- 危機状態 ……………………… 慢35
- 希死念慮 ……………………… 精126
- 気分障害 ……………………… 精114
- きょうだい …………………… 小83
- 拒否 ………… 老72, 小91, 精124
- クリティカルケア …………… 急7
- クローズドクエスチョン …… 慢42
- 経産婦 ……………… 母98, 104
- 経頭蓋磁気刺激法 …………… 精116
- 健康寿命 ……………………… 老51
- 言語中枢 ……………………… 急21
- 権利擁護 ……………………… 小85

- 合計特殊出生率 ……………… 母97
- 恒常性 ………………………… 急10
- 抗精神病薬 …………………… 精115
- 向精神薬 ……………………… 精115
- 行動・心理症状 ……… 老67, 68
- 高度生殖医療 ………………… 母97
- 高齢者 ………………………… 老51
- 高齢者の死因 ………………… 老55
- 高齢者の疾患 ………………… 老55
- 高齢者の精神的・心理的な特徴
  ……………………………… 老54
- 子どもの数 …………………… 小77
- 子どもの死因 ………………… 小77
- コンコーダンス ……………… 精116
- コンプライアンス …………… 精116

さ

- 在院日数 ……………………… 精111
- 作業療法 ……………………… 精117
- サクセスフルエイジング …… 老56
- 産後うつ病 …………………… 母97
- 産褥期 ……………… 母100, 103
- 死因 ………………… 老55, 小77
- 刺激 …………………………… 精121
- 自殺総合対策大綱 …………… 精117
- 失語 ………………… 急19, 20
- 社会生活技能訓練 …………… 精117
- 社会的入院 …………………… 精111
- 集中治療 ……………………… 急7
- 周辺症状 ……………………… 老67
- 出産年齢 ……………………… 母96
- 出生数 ………………………… 母97
- 出生率 ………………………… 母97
- 寿命 …………………………… 老51
- 受容 …………………………… 慢35

急 急性期看護　慢 慢性期看護　老 老年看護学　小 小児看護学　母 母性看護学　精 精神看護学　在 在宅看護論

少子化…………………………… 小 77
小児の発達段階………………… 小 78
初産婦…………………………… 母 98
視力の低下……………………… 老 65
侵襲……………………………… 急 10
ストレングスモデル…………… 老 56
生殖医療………………………… 母 97
成人教育学……………………… 慢 43
精神疾患の患者数……………… 精 112
精神病治療薬…………………… 精 115
精神保健福祉法………………… 精 117
精神療法………………………… 精 115
青年期…………………………… 小 79
躁うつ病………………………… 精 114
双極性障害……………………… 精 114
喪失……………………………… 慢 35

た

大うつ病………………………… 精 114
退行現象………………………… 小 82
単極性うつ病…………………… 精 114
男子学生の母性看護学実習
　………………………………… 母 103
父親……………………………… 小 82
中核症状………………………… 老 67
聴覚障害………………………… 老 65
通電療法………………………… 精 116
帝王切開率……………………… 母 96
電気けいれん療法……………… 精 116
動機づけ………………………… 慢 43
統合失調症…… 精 113, 122, 124
読唇術…………………………… 急 18
特定集中治療室管理料………… 急 8
ドネペジル塩酸塩……………… 老 69

な

内服……………………………… 小 92
泣く……………………………… 小 88
乳児……………………………… 小 78
妊産婦死亡率…………………… 母 96
認知行動療法…………………… 精 117
認知症…………………………… 老 67
認知症状………………………… 老 67, 68
年金……………………………… 老 52
年齢3区分別人口割合………… 小 77
脳幹……………………………… 急 24
脳性麻痺………………………… 小 93

は

バースレビュー………………… 母 102
ハイケアユニット入院医療管理料
　………………………………… 急 9
ハヴィガースト………………… 老 56
発達段階………………………… 小 78
話し方…………………………… 老 63
母親……………………………… 小 82
母親役割行動の適応段階……… 母 101
母の平均年齢…………………… 母 96
光療法…………………………… 精 116
筆談……………………………… 急 18
不安……………………………… 精 122
フェイススケール……………… 小 87
プレパレーション……………… 小 85
ブローカ失語…………… 急 19, 21
プロダクティブエイジング…… 老 56
分娩期…………………………… 母 98
分娩の振り返り………………… 母 102
分娩場所………………………… 母 96
平均寿命………………………… 老 51

ベッド上安静…………………… 小 89
部屋への入りかた……………… 老 62
暴言……………………………… 老 71
訪問看護ステーション………… 在 130
訪問看護ステーションの利用者数
　………………………………… 在 131
ホメオスタシス………………… 急 10

ま

マナー…………………………… 在 132
慢性疾患………………………… 慢 31
身だしなみ………… 慢 39, 老 60
ムーアの分類…………………… 急 10
メマリー………………………… 老 69
メマンチン塩酸塩……………… 老 69
メラビアン……………………… 老 60
文字盤…………………………… 急 18

や

有訴者率………………………… 老 55
指文字…………………………… 急 18
ユマニチュード®……………… 老 74
幼児……………………………… 小 78
陽性症状………………………… 精 113

ら

ライチャード…………………… 老 56
ライフレビュー………………… 老 71
リバスタッチパッチ…………… 老 69
リバスチグミン………………… 老 69
リハビリテーション…………… 急 23
ルービン………………………… 母 101
レクリエーション療法………… 精 117
レミニール……………………… 老 69
老化……………………………… 老 51

メモ

メモ

メモ

メモ

Nursing Canvas Book 9
対象を理解して学ぶ
領域別コミュニケーション

2017年1月5日　　初　版　第1刷発行

編　　集	Nursing Canvas 編集室
発 行 人	影山　博之
編 集 人	向井　直人
発 行 所	株式会社 学研メディカル秀潤社
	〒141-8414　東京都品川区西五反田2-11-8
発 売 元	株式会社 学研プラス
	〒141-8415　東京都品川区西五反田2-11-8
印刷・製本所	凸版印刷株式会社

この本に関する各種お問い合わせ先
【電話の場合】
●編集内容についてはTel 03-6431-1231（編集部）
●在庫，不良品（落丁，乱丁）についてはTel 03-6431-1234（営業部）
【文書の場合】
●〒141-8418　東京都品川区西五反田2-11-8
　　　　　　　学研お客様センター
　　　　　　　『対象を理解して学ぶ　領域別コミュニケーション』係

©Nursing Canvas 2016. Printed in Japan
●ショメイ：ナーシングキャンパスブックキュウ　タイショウヲリカイシテマナブ　リョウイキベツコミュニケーション
本書の無断転載，複製，複写（コピー），翻訳を禁じます．
本書を代行業者等の第三者に依頼してスキャンやデジタル化することは，たとえ個人や家庭内の利用であっても，著作権法上，認められておりません．
本書に掲載する著作物の複製権・翻訳権・上映権・譲渡権・公衆送信権（送信可能化権を含む）は株式会社学研メディカル秀潤社が保有します．

JCOPY〈（社）出版者著作権管理機構委託出版物〉
本書の無断複写は著作権法上での例外を除き禁じられています．複写される場合は，そのつど事前に，（社）出版者著作権管理機構（電話 03-3513-6969，FAX 03-3513-6979，e-mail：info@jcopy.or.jp）の許可を得てください．

　　本書に記載されている内容は，出版時の最新情報に基づくとともに，臨床例をもとに正確かつ普遍化すべく，著者，編者，監修者，編集委員ならびに出版社それぞれが最善の努力をしております．しかし，本書の記載内容によりトラブルや損害，不測の事故等が生じた場合，著者，編者，監修者，編集委員ならびに出版社は，その責を負いかねます．
　　また，本書に記載されている医薬品や機器等の使用にあたっては，常に最新の各々の添付文書や取り扱い説明書を参照のうえ，適応や使用方法等をご確認ください．
　　　　　　　　　　　　　　　　　　　　　　　　　　株式会社 学研メディカル秀潤社